CONTRIBUTION A L'ÉTUDE

DES

PARALYSIES POSTDIPHTÉRIQUES TARDIVES

DES MUSCLES EXTRINSÈQUES DE L'ŒIL

ET DE LEUR TRAITEMENT

PAR LE SÉRUM ANTIDIPHTÉRIQUE

PAR

Le Docteur Marcel JANNOT

ANCIEN EXTERNE DES HÔPITAUX DE NANCY

NANCY

IMPRIMERIE BERGER-LEVRAULT

18, RUE DES GLACIS, 18

1913

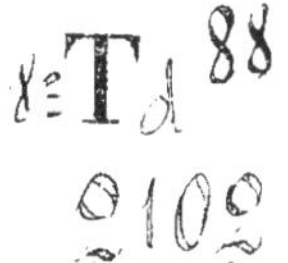

CONTRIBUTION A L'ÉTUDE

DES

PARALYSIES POSTDIPHTÉRIQUES TARDIVES

DES MUSCLES EXTRINSÈQUES DE L'ŒIL

ET DE LEUR TRAITEMENT

PAR LE SÉRUM ANTIDIPHTÉRIQUE

PAR

Le Docteur Marcel JANNOT

ANCIEN EXTERNE DES HÔPITAUX DE NANCY

NANCY

IMPRIMERIE BERGER-LEVRAULT

18, RUE DES GLACIS, 18

1913

A MES CHERS PARENTS

Témoignage d'affection filiale et de profonde reconnaissance

Je les remercie du fond du cœur de m'avoir permis d'arriver, grâce aux sacrifices qu'ils se sont imposés, à la carrière que je vais entreprendre.

A MA GRAND'MÈRE

A MES ONCLES — A MA TANTE

A LA MÉMOIRE DE MON ONCLE ET PARRAIN
VICTOR JANNOT

A MA FAMILLE — A MES AMIS

*

A MON PRÉSIDENT DE THÈSE

Monsieur le Professeur ROHMER

PROFESSEUR DE CLINIQUE OPHTALMOLOGIQUE
A L'UNIVERSITÉ DE NANCY

OFFICIER DE L'INSTRUCTION PUBLIQUE

Hommage respectueux et reconnaissant

A Monsieur le Professeur agrégé MICHEL

A Monsieur le Professeur agrégé PERRIN

A MES MAITRES DE LA FACULTÉ

AVANT-PROPOS

Avant d'aborder l'étude de ce modeste travail qui met un terme à notre vie d'étudiant, nous tenons à remplir un devoir de reconnaissance envers ceux qui nous guidèrent dans nos études médicales.

Nos remerciements s'adressent d'abord à M. le Professeur Rohmer, qui a bien voulu nous inspirer le sujet de notre thèse et qui nous fait aujourd'hui l'honneur d'en présider la soutenance; l'accueil bienveillant et l'enseignement si attrayant que nous avons reçus de lui durant notre externat à la Clinique d'Ophtalmologie (1912), nous feront garder de lui le meilleur souvenir.

Que M. le Professeur Paul Spillmann veuille bien accepter ici le témoignage de notre profonde reconnaissance; il fut notre initiateur à la science médicale; malheureusement, une longue maladie l'a retenu loin de son service de clinique pendant longtemps, et nous n'avons pu profiter autant que nous l'aurions désiré de ses bonnes leçons au cours de notre troisième année d'externat (1913); nous sommes heureux que sa santé soit maintenant rétablie.

Nous n'oublions pas non plus que c'est à la clinique

de M. le Doyen Gross (externat 1911) que nous avons fait nos premiers pas dans la pathologie externe et la chirurgie.

Nous sommes reconnaissant également à M. le Professeur Weiss des bons enseignements que nous avons reçus de lui au cours de ses cliniques (externat 1911), si appréciées des étudiants. Merci de l'honneur qu'il nous fait en acceptant d'être notre juge.

Nous garderons des cliniques de M. le Professeur Herrgott (externat 1912) le meilleur souvenir.

Nous nous rappellerons toujours que c'est à M. le Professeur Chrétien que nous sommes redevable des connaissances de médecine opératoire que nous avons acquises au cours de notre scolarité.

Que MM. les Professeurs Ancel, Bouin, Haushalter reçoivent ici le témoignage de notre profonde reconnaissance pour les bons enseignements que nous avons reçus d'eux.

M. le Professeur agrégé Michel fut notre initiateur à la pratique de la médecine opératoire; qu'il soit certain que celui qui ne fut pour lui qu'un élève bien moyen gardera de lui le meilleur souvenir lorsqu'il sera rentré au pays meusien. Nous le remercions de ce qu'il a bien voulu accepter de faire partie de notre jury de thèse.

Nous ne savons comment prouver notre gratitude à M. le Professeur agrégé Perrin; nous ne pouvons, je crois, le remercier mieux qu'en lui disant que c'est imbu de ses idées que nous allons entreprendre la carrière médicale.

Que M. le Professeur Frühinsholz veuille accepter nos vifs remerciements pour les excellents conseils de pratique obstétricale qu'il nous a donnés au cours de notre externat à la Maternité.

C'est toujours avec plaisir que nous nous souviendrons des cliniques de M. le Professeur agrégé Frœlich (externat 1911), si suivies par les étudiants. Nous l'assurons de toute notre reconnaissance pour l'honneur qu'il nous fait en acceptant d'être notre juge.

Nous demandons à MM. les Professeurs agrégés Jacques (externat 1912), Georges Gross, Sencert, Richon, Zielgien, Collin, Binet, de bien vouloir accepter le témoignage de notre profonde gratitude.

Nous ne voulons pas oublier le Dr Legris, chef de clinique médicale, dans nos remerciements, que nous lui adressons de grand cœur.

Nous assurons d'un sympathique souvenir nos amis les Drs Joyeux et Cuny, MM. Pierret, Tabary, Monnier, Kossowsky qui furent nos aides de la dernière heure, avec lesquels nous espérons continuer des relations solidement nouées au cours de nos études médicales.

INTRODUCTION

La paralysie est une des complications de la diphtérie.

L'étude des paralysies diphtériques et de leur traitement a déjà été faite maintes fois. Mais, si on se reporte à la bibliographie de cette étude, on constate qu'il est une localisation de ces paralysies qui a été jusqu'ici peu mise en lumière, c'est la localisation aux muscles extrinsèques ou muscles moteurs de l'œil.

Cette paralysie est rare, il est vrai, à l'inverse de la paralysie de l'accommodation, qui est beaucoup plus fréquente; jusqu'ici on n'en trouve dans la littérature médicale qu'un très petit nombre d'observations.

Au cours de nos études médicales, il nous a été donné d'observer, à la Clinique Ophtalmologique de M. le Professeur Rohmer, un cas de paralysie diphtérique des muscles extrinsèques de l'œil (droit externe et droit interne) sans paralysie de l'accommodation.

Vu la rareté de cette complication de la diphtérie et le peu de renseignements que l'on trouve à ce sujet, nous avons décidé, avec l'autorisation de notre Maître, de faire de cette étude le sujet de notre thèse inaugurale.

Dans un premier chapitre, nous avons résumé la question des paralysies diphtériques en général.

Le chapitre II est consacré à l'étude des localisations à l'œil de ces paralysies et, plus spécialement, de la localisation aux muscles extrinsèques.

Nous y traitons l'historique, l'étiologie, la pathogénie, l'anatomie pathologique, le diagnostic, le pronostic de cette affection.

Nous consacrons notre chapitre III au traitement de la paralysie diphtérique par le sérum antidiphtérique. Nous avons insisté assez longuement sur cette question à cause des longues discussions qui ont eu lieu à propos de l'efficacité de ce traitement; ces discussions ne semblent pas encore terminées, malgré les nombreux succès observés.

CONTRIBUTION A L'ÉTUDE

DES

PARALYSIES POSTDIPHTÉRIQUES TARDIVES

DES MUSCLES EXTRINSÈQUES DE L'ŒIL

ET DE LEUR TRAITEMENT

PAR LE SÉRUM ANTIDIPHTÉRIQUE

CHAPITRE I

LES PARALYSIES DIPHTÉRIQUES EN GÉNÉRAL

La diphtérie, maladie due au bacille de Lœffler, est caractérisée par le développement de « fausses membranes dans le pharynx » et par une « intoxication générale de l'organisme ».

De cette intoxication dépendent un certain nombre de complications de cette affection : complications rénales, articulaires, cardiaques, pulmonaires, sanguines, et les « paralysies diphtériques », qui font le sujet de notre étude.

Historique

Ces paralysies sont connues depuis longtemps déjà; notre maître, M. le professeur agrégé Richon, dans une thèse remarquable intitulée : *Étude sur la paralysie diphtérique,* soutenue à la Faculté de Nancy, en 1899, dit à ce sujet : « Comme pour beaucoup d'autres entités morbides, on a voulu trouver dans les anciens auteurs les éléments d'une description de la paralysie diphtérique. Si les phénomènes de la paralysie du voile du palais furent cités par les auteurs à la suite d'angines diverses, leur relation avec la diphtérie ne fut pas soupçonnée avant Herpin, de Tours. Ghisi a signalé, au cours d'une épidémie de diphtérie, une paralysie du voile du palais chez son enfant, « effet qui se remarquait chez beaucoup de « ceux qui étaient rétablis, et qui persévérait pendant « un mois environ après la guérison de l'angine et de « l'accès » (Bretonneau) (1771). »

D'autres auteurs, Chemel, Samuel Bard (1771), cités par Trousseau, rapportèrent des faits semblables de paralysie du voile du palais, de strabisme, de paralysie des membres inférieurs, mais sans en reconnaître l'origine diphtérique.

C'est Herpin, de Tours, qui rapporta pour la première fois ces phénomènes à la diphtérie, d'après une observation faite sur lui-même, et c'est à Bretonneau (1826), Trousseau (1855) et Manigault que l'on doit les premières études solides sur la paralysie diphtérique; elles ont, dès cette époque, mis au point l'étude clinique de cette complication de la diphtérie.

Sée, dans un rapport à la Société Médicale des Hôpitaux (1860), résume la pathogénie de la paralysie diphtérique, au moment où certains auteurs, tels que Gubler (1859), ne veulent pas admettre la spécificité de cette paralysie.

Charcot et Vulpian (1862) commencent les recherches anatomiques sur cette question; ils ont été depuis suivis dans cette voie par Déjerine qui résume ses recherches dans un article, paru en 1878 dans les *Archives de Physiologie*, intitulé: *Recherches sur les Lésions du système nerveux dans la paralysie diphtérique.*

Mais c'est surtout Roux et Yersin qui, à la suite de leurs recherches sur la diphtérie et de leurs expériences qui devaient aboutir à la découverte, en 1894, du « Sérum antidiphtérique », mettent en même temps au point l'étude de la paralysie diphtérique. Leurs expériences, réalisant chez les animaux des paralysies en tout semblables à celles observées chez l'homme à la suite d'une diphtérie, rendent évidente l'origine spécifique de cette complication et réduisent à néant l'opinion de Gubler. Leurs recherches bactériologiques dans les angines douteuses, en démontrant l'existence du bacille de Lœffler dans beaucoup d'angines bénignes, même sans fausses membranes (angine érythémateuse), ont de plus mis à jour la pathogénie de beaucoup de paralysies qu'avant eux on n'avait jamais soupçonné succéder à une diphtérie.

Bourges (1892), dans son livre *La Diphtérie*, avait résumé les recherches cliniques et anatomo-pathologiques faites avant lui sur les paralysies diphtériques.

Les recherches expérimentales de Roux et Yersin furent continuées surtout à la Faculté de Bordeaux par Ferré et Mongour (1896-1898) qui, les premiers, attirèrent l'attention sur l'utilité des injections de sérum de Roux dans le traitement des paralysies diphtériques; leurs travaux inspirèrent les thèses de Dague (1900) et de Ballan (1901), qui préconisent le traitement par la sérothérapie.

A ce moment, cependant, les idées sont encore partagées sur l'efficacité de la sérothérapie; pendant qu'à Lyon, Saint-Clair (1897), dans sa thèse, reprend les idées de Ferré, en 1896 le Congrès de Nancy avait donné l'occasion d'une longue discussion sur les paralysies diphtériques, et notre maître, M. le professeur Haushalter, avait dénié toute efficacité au sérum; ce sont ces idées qui reparaissent dans la thèse de M. le professeur Richon (1899).

L'époque contemporaine de l'étude des paralysies diphtériques (depuis 1900) s'est attachée surtout à montrer l'efficacité du sérum dans leur traitement et à compléter l'étude de leur anatomie pathologique. C'est à quoi tendent les communications de Vergely (1903), de Comby (1904), Raymond (1904), les thèses de Bruhat (Bordeaux, 1902), Coldefy (Paris, 1903), Mourniac (Paris, 1905), les communications d'Aubineau (1906, *Annales d'Oculistique*), Février (1907), Terrien (1912).

FRÉQUENCE DES PARALYSIES DIPHTÉRIQUES

Les paralysies sont-elles fréquentes, comme complication de la diphtérie? Si nous consultons les statistiques — que l'on doit prendre avec certaines réserves, car il faut considérer qu'elles varient suivant l'esprit des auteurs, les uns considérant tous les cas de diphtérie, les autres ne tenant pas compte des cas de mort avant paralysie, — nous trouvons dans les statistiques anciennes (avant la découverte du sérum de Roux), que Roger, en 1860, trouve une fréquence de 16,6 %, cette statistique portant sur un total de 210 cas. En 1856, Bouillon Lagrange avait trouvé la proportion de 8 %, soit 4 paralysies sur 50 cas observés. Sanné trouve une proportion de 11 % sur 1.382 cas; Cadet de Gassicourt, 13 % sur 937 diphtéries. — Notons aussi qu'avant les recherches de Roux et Yersin, toutes les diphtéries n'étaient pas reconnues et qu'il n'y avait que les angines accompagnées de fausses membranes qui comptaient comme dues au bacille de Lœffler; d'autre part, la proportion des paralysies varie suivant les épidémies observées, certaines semblant plus propices à la complication de paralysie que d'autres.

Depuis la découverte du sérum de Roux, nous citerons les statistiques de Petit (1896) : 17 % de paralysies, sur 256 cas; 15,6 % (1897) (constaté bactériologiquement); Sevestre et Martin, dans le *Traité des Maladies de l'enfance*, donnent 9,4 %; Matchivariani (1899), 10,6 %.

ÉTUDE CLINIQUE

Les paralysies diphtériques, d'après les observations cliniques, peuvent être divisées en bénignes ou graves, précoces ou tardives, limitées ou généralisées; elles peuvent succéder aux diphtéries les plus bénignes comme aussi aux plus graves, mais leur fréquence semble surtout en rapport avec la ténacité des accidents locaux; il paraît résulter des observations que, plus ceux-ci durent longtemps, plus les accidents paralytiques ont de chance d'apparaître; il s'ensuit que le sérum de Roux, en diminuant la durée des accidents locaux, diminue la fréquence des paralysies diphtériques; c'est ce qu'ont remarqué Richon et Ballan; Richon dit que, pour éviter les paralysies, « l'accord est unanime sur un point : « l'utilité de l'in- « jection de sérum le plus près possible du début de « l'infection »; Ballan : « Les phénomènes de paralysie « diphtérique sont d'autant plus rares que le traite- « ment spécifique, c'est-à-dire le traitement sérothéra « pique, aura été précoce. »

La division des paralysies diphtériques en bénignes ou graves est très arbitraire et ne correspond à aucune définition bien déterminée. En effet, rien ne peut faire prévoir la bénignité ou la gravité d'une paralysie, pas plus que rien ne fait prévoir si la paralysie compliquera la diphtérie; M. Richon dit très justement dans sa thèse : « La gravité et la bénignité des paralysies ne correspondent ni à un mode de début spécial, ni à une marche clinique qui puisse faire prévoir sûrement leur évolution. Si, en général, les formes graves s'accompagnent, dans le cas de survie, d'accidents du côté du cœur ou des reins, elles ne sont pas toujours suivies de localisations nerveuses accentuées; par contre, une paralysie généralisée mortelle peut suivre une angine bénigne et de courte durée. »

Les paralysies précoces surviennent rarement pendant l'existence de la fausse membrane, on en voit survenir quatre à cinq jours après sa disparition; mais, dans la plupart des cas, elles apparaissent du huitième au quinzième jour après que la gorge est débarrassée de toute fausse membrane; elles sont le plus souvent localisées et sont très semblables à celles qui peuvent exister au cours des angines les plus banales, et si parfois elles se montrent graves, cette gravité relève probablement bien plus de l'intoxication profonde de l'organisme qui accompagne cette paralysie que de cette paralysie elle-même.

Avec Dague, nous donnerons comme limite minima des paralysies tardives, quinze à vingt jours après la disparition de l'enduit pultacé, en faisant remarquer qu'elles peuvent apparaître quelquefois après un mois, six semaines et même deux mois après la guérison; Miller cite un cas apparu le quatre-vingt-onzième jour et un le cinquante et unième jour.

L'observation inédite que nous rapportons dans cette thèse, et que nous devons à l'obligeance de

M. le professeur Rohmer, semblerait indiquer que certaines de ces paralysies peuvent apparaître bien plus tardivement. En effet, dans cette observation, on peut se rendre compte qu'une première paralysie du droit externe de l'œil est apparue environ six semaines après l'angine; elle fut traitée et guérie par les injections de sérum. Cette première paralysie est donc survenue dans les délais que nous indiquons plus haut. Mais le 16 juin 1913, c'est-à-dire plus de dix mois après l'angine et huit mois après la guérison de la première paralysie (guérie le 14 octobre 1912), la malade revient à l'hôpital présentant une paralysie du droit interne de l'œil droit, sans qu'un nouvel incident, une nouvelle angine soient survenus.

Nous devons donc bien, semble-t-il, dans ce cas, considérer cette paralysie comme une paralysie tardive survenue dix mois environ après l'angine.

Le siège d'élection de ces paralysies est le voile du palais, mais elles peuvent se généraliser lentement, envahissant les différentes régions dans un ordre qui est loin d'être constant; elles semblent avoir plus de tendance à la généralisation que les paralysies précoces.

Mais cette distinction entre « paralysies précoces » et « paralysies tardives » est également toute conventionnelle; tout d'abord le chiffre de quinze jours n'est que très approximatif pour délimiter la paralysie précoce de la paralysie tardive; d'autre part, si souvent la paralysie dite précoce reste localisée, on la voit quelquefois se généraliser, et, par contre, la paralysie tardive peut rester locale, sans présenter de tendances à la généralisation.

M. Richon accepte plus volontiers la division en formes localisées et formes généralisées des paralysies diphtériques, tout en admettant des intermédiaires entre ces manifestations différentes de la paralysie, très justement d'ailleurs. Cette division est très admissible, puisqu'elle est basée sur des faits cliniques réels, mais, à notre avis, elle n'est pas irréprochable; en effet, de ce qu'une paralysie est localisée au moment de l'examen du malade, on ne peut, croyons-nous, en conclure que cette paralysie restera localisée, et que, par la suite, elle ne se généralisera pas lentement et ne passera pas de la première dans la deuxième catégorie des paralysies diphtériques. Somme toute, on peut seulement affirmer que telle paralysie est localisée ou généralisée « au moment de l'examen du malade ».

Malgré ces objections, la classification de M. Richon nous semble la plus rationnelle, c'est pourquoi nous avons jugé bon de la donner ici :

Les formes localisées comprennent donc :

« 1° Les paralysies du voile qui surviennent au cours de l'angine diphtérique, analogues à certaines paralysies du voile des angines très inflammatoires, et pouvant s'accompagner de phénomènes cardiaques. Ce sont les formes précoces graves de quelques auteurs;

2° Les paralysies tardives du voile du palais et du pharynx.

Les formes généralisées, très rarement précoces,

comprennent surtout les paralysies tardives à marche extensive, accompagnées ou non de phénomènes cardio-bulbaires. »

Le siège d'élection de la paralysie diphtérique est le voile du palais; elle amène les troubles suivants : voix nasillarde, fatigue rapide de la parole, reflux des aliments et, en particulier, des liquides, troubles très marqués de la déglutition. — A l'examen objectif : voile du palais flasque, pendant comme un rideau flottant, muqueuse pharyngée pâle, anesthésie pharyngée.

La paralysie diphtérique peut également se localiser aux yeux, amenant des troubles de l'accommodation (affaiblissement de la vue), du strabisme, de la diplopie, dus à la paralysie des muscles moteurs de l'œil, la chute de la paupière.

Il peut y avoir paralysie des membres inférieurs amenant de la paraplégie, ou seulement de la monoplégie, de la difficulté de la marche avec des symptômes ataxiques et quelquefois de l'abolition du réflexe rotulien, tous ces signes pouvant même arriver à simuler un tabès (pseudo-tabes), d'autant plus qu'ils sont souvent associés à des troubles oculaires.

Ces troubles surviennent dans des paralysies généralisées dans la presque totalité des cas; cette généralisation arrive à atteindre les membres supérieurs, pouvant amener une impossibilité absolue de se servir des bras, souvent caractérisée seulement par une faiblesse et un défaut de précision des mouvements du membre supérieur.

Les muscles du tronc et du cou peuvent être pris aussi, ce qui entraîne la chute de la tête en avant contre le sternum, tandis que le malade, malgré ses efforts, ne peut la rejeter en arrière.

La paralysie du rectum se manifeste par une constipation opiniâtre résistant à tous les traitements; la paralysie de la vessie s'observe aussi, se caractérisant par des troubles urinaires : rétention, incontinence d'urine.

Les paralysies du cœur sont fréquentes et toujours très graves; elles reproduisent les symptômes d'une myocardite : « Angoisse précordiale, dyspnée, pouls accéléré, petit, parfois irrégulier, assourdissement des bruits, bruit de galop. — La paralysie du diaphragme est très grave également et engendre des troubles asphyxiques. »

De façon générale, la paralysie diphtérique peut atteindre tous les muscles du corps; « il faut noter aussi les crises bulbaires décrites par Duchenne (de Boulogne) qui sont l'aboutissant de la paralysie post-diphtérique à forme généralisée; elles sont aussi graves que les paralysies cardiaques, mais moins fréquentes » (Dague).

Nous devons signaler que les troubles de la sensibilité sont fréquents dans la paralysie diphtérique, frappant presque toujours les régions paralysées. La plupart du temps, ils se manifestent par l'anesthésie (nous avons d'ailleurs noté dans les signes objectifs de la paralysie du voile et du pharynx l'anesthésie pharyngée, qui est la plus fréquente et, par suite, la plus connue); cette anesthésie est parfois accompagnée d'analgésie suffisamment complète pour que des opérations chirurgicales aient pu être pratiquées sans l'aide d'un anesthésique local ou général (Bourges). L'hyperesthésie a été rarement observée comme trouble de la sensibilité.

Un fait très important à noter aussi est qu'on n'a jamais trouvé d'atrophie musculaire dans la paralysie diphtérique; les membres notamment conservent toujours leur forme normale, le même volume. Cette constatation est un des points de différenciation de la paralysie diphtérique avec les autres paralysies dues à une névrite périphérique. D'ailleurs, de façon générale, on n'a jamais trouvé de troubles trophiques dans la complication de la diphtérie qui nous occupe.

En général, la paralysie débute par le voile du palais; elle y reste localisée, ou elle se généralise ensuite progressivement d'après le mode d'extension suivant : muscles pharyngiens et laryngiens, muscles de l'œil (oculo-moteurs et accommodation), membres inférieurs, membres supérieurs, cou, face (rarement), dos, intercostaux, diaphragme, rarement le rectum et la vessie qui sont alors pris assez tardivement. — Il est bien entendu que ce mode d'extension n'a rien d'immuable; il est, au contraire, sujet à beaucoup de variations; de plus, cette généralisation progressive complète est loin d'être la règle; nous dirons même qu'elle est, au contraire, l'exception, beaucoup de paralysies ne subissant qu'un début de généralisation : voile, pharynx, larynx, accommodation, par exemple, sans que d'autres muscles soient pris.

Il est rare que la paralysie ne débute pas par le voile du palais, mais cependant des faits semblables sont cités : « Plus rarement, elle peut atteindre les membres inférieurs avant d'affecter le pharynx et la langue, ou bien débuter par les membres supérieurs, gagner le voile du palais et le pharynx, enfin occuper les membres inférieurs. » (BOURGES.)

Rarement aussi une paralysie localisée se montre ailleurs qu'au voile du palais, mais cependant Bourges encore signale ce fait : « Nous ne ferons que signaler certaines formes rares de la paralysie diphtérique, dans lesquelles le voile du palais n'est pas atteint et la maladie se localise sur un groupe musculaire, sans se porter ailleurs à un seul moment. Tels sont les cas encore assez fréquents où on n'a constaté que de la paraplégie, cas beaucoup plus rares où la paralysie a pris une forme hémiplégique, *où tout s'est borné à des troubles oculaires,* à une paralysie limitée soit aux jambes, soit aux avant-bras, soit aux mains, soit aux pieds, soit aux lèvres, soit à l'anus, soit aux muscles du tronc. »

Ces formes localisées que signale Bourges comme très rares, « *où tout s'est borné à des troubles oculaires* », ont été signalés par très peu d'auteurs en effet; dans le courant de l'année 1913 cependant, M. le professeur Terrien en a observé un cas, M. le professeur Rohmer et nous-même un autre cas; les observations en sont rapportées à la fin de notre thèse.

La fréquence relative des localisations de la paralysie diphtérique nous est donnée en consultant à ce sujet les statistiques de Manigault (1885) et de Petit (1897) que nous avons cru bon de reproduire ici :

(Manigault (d'après Francotte).

Paralysie du voile du palais.	70
Paralysie généralisée	64
Paralysie de la musculature oculaire	49
Paraplégie	13
Paralysie du rectum	6
Paralysie de la vessie.	4
	206

Petit (48 cas).

Paralysie du voile	12
Paralysie des membres inférieurs.	9
Paralysie oculaire.	5
Paralysie du voile et paralysie oculaire	3
Paralysie du voile et paraplégie	3
Paraplégie et paralysie dorsale.	1
Paraplégie et paralysie oculaire et du voile . . .	1
	34

Manigault rapporte donc 206 cas de paralysies diphtériques, Petit 34 cas; si nous confrontons ces deux statistiques, nous trouvons que les chiffres pour les mêmes paralysies sont à peu près dans les mêmes proportions et que chaque paralysie occupe à peu près le même rang dans chacune des deux statistiques.

Citons encore la statistique de Woodhead :

Woodhead (484 cas).

Paralysies primaires du voile du palais	185
Strabisme	197
Paralysies d'autres muscles.	10
	392

PRONOSTIC

D'après l'étude résumée que nous venons de faire, il est facile de comprendre que le pronostic diffère suivant qu'on a affaire à telle paralysie localisée ou généralisée.

Il est bien certain qu'une paralysie généralisée à tous les muscles suivant le mode d'extension que nous avons vu, se termine souvent par une crise bulbaire (DUCHENNE, de Boulogne) et, en tout cas, par l'impotence et souvent la mort.

Le pronostic *quoad vitam* est également très sérieux dans les cas de paralysie du cœur (les malades succombant avec tous les symptômes d'une myocardite aiguë), ou du diaphragme et des muscles respiratoires (asphyxie).

Certaines paralysies ont également un pronostic fonctionnel très sérieux, telles celles des membres inférieurs et supérieurs, muscles du tronc et du cou.

D'autres enfin ont un pronostic plus bénin, telles celles du voile du palais et des yeux qui souvent sont assez fugaces.

Nous verrons d'ailleurs dans la suite que ce pronostic est bien amélioré depuis la découverte du sérum de Roux et surtout depuis qu'il fait la base du traitement des paralysies diphtériques.

Nous n'avons pas parlé intentionnellement de la pathogénie, de l'anatomie pathologique, du diagnostic, du traitement des paralysies diphtériques; nous développerons ces différents points au sujet de ce qui fait plus particulièrement l'objet de notre étude : « Les paralysies diphtériques des muscles extrinsèques de l'œil. »

Signalons seulement, en terminant cette première partie, que la paralysie diphtérique est assez rare comme complication de la diphtérie chez l'enfant, tandis qu'elle se rencontre beaucoup plus fréquemment chez l'adolescent et l'adulte.

CHAPITRE II

PARALYSIES DIPHTÉRIQUES DES MUSCLES EXTRINSÈQUES DE L'ŒIL

Nous avons vu déjà, dans le précédent chapitre, que les paralysies des muscles extrinsèques de l'œil doivent être rangées dans la classe des paralysies tardives.

FRÉQUENCE

Si nous nous reportons aux statistiques précédentes, nous remarquons qu'au point de vue fréquence, elles sont loin de tenir la première place dans les complications paralytiques de la diphtérie.

En effet, dans la statistique de Manigault, la paralysie de la musculature oculaire n'occupe que le troisième rang avec 49 cas sur 206 paralysies observées, soit 25 % environ.

Dans celle de Petit, nous trouvons 5 cas sur 34 paralysies, soit 15 % seulement en moyenne; mais il faut remarquer que ce dernier fait une place à part aux paralysies du voile du palais et paralysies oculaires associées dont il cite 3 cas; en associant ces deux groupes, nous trouvons un total de 8 cas sur 34 paralysies, soit une moyenne de 24 %.

La statistique de Woodhead rapporte 197 cas sur 392 observations, soit environ moitié des cas; disons de suite que cette proportion semble exagérée.

Si nous consultons la thèse de M. Richon, nous trouvons que, sur 6 observations, le strabisme a été constaté 4 fois. Dans la thèse de Dague, par contre, on ne retrouve la paralysie des muscles extrinsèques de l'œil que 3 fois sur un total de 16 observations. Celle de Ballan rapporte 6 observations sur un total de 22 dans lesquelles la musculature extrinsèque de l'œil est touchée. Mourniac, dans sa thèse, note 6 fois ces paralysies sur 18 observations.

De tout ceci, il résulte que nous devons admettre que la paralysie oculaire existe dans le quart ou le tiers des cas de paralysie diphtérique.

Mais nous ne devons pas en conclure que telle est la proportion des paralysies des muscles extrinsèques.

En effet, dans toutes les statistiques précédentes sont notées en même temps les paralysies des muscles de l'accommodation et celles des muscles moteurs de l'œil.

Si, d'autre part, nous éliminons tous les cas où ces paralysies des muscles extrinsèques n'existent pas primitivement et isolément sans l'association d'une autre paralysie, nous devons dire qu'elles sont très rares et que les proportions précédentes, si nous y ajoutons foi, seraient bien au-dessus de la réalité.

Rappelons-nous à ce propos la phrase de Bourges que nous avons déjà citée, dans laquelle, ce dernier, faisant remarquer que la paralysie localisée se montre rarement ailleurs qu'au voile du palais, dit « ..... cas beaucoup plus rares..... où tout s'est borné à des troubles oculaires ». Nous pourrions dire, à plus forte raison, cas beaucoup plus rares où tout s'est borné à une paralysie des muscles extrinsèques de l'œil.

D'autre part, Terrien dit :

« Les paralysies des muscles extrinsèques après la diphtérie sont relativement très rares, au regard de la paralysie de l'accommodation. C'est ainsi que Moll, sur 150 cas de paralysie consécutive à la diphtérie, ne note qu'une seule fois le ptosis.

« Dans une statistique de Goodall, portant sur 1.071 cas de diphtérie, une fois seulement on notait une paralysie du releveur.

« Sur ces 1.071 cas de diphtérie, l'auteur relève 56 fois la paralysie de l'accommodation et 26 fois la paralysie des muscles extrinsèques. Sur ces 26 cas, 7 fois il s'agissait de la paralysie du muscle droit externe et 3 fois les deux droits externes étaient paralysés en même temps. Dans deux cas, il y avait paralysie de presque tous les muscles extrinsèques. »

HISTORIQUE

Nous aurions voulu reprendre la bibliographie que donne Terrien dans son article paru à ce sujet dans les *Archives d'Ophtalmologie* (février 1912), pour rechercher l'historique de cette question; malheureusement, nous n'avons pu retrouver aucun des auteurs étrangers qu'il cite. Nous ne pouvons donc que copier en grande partie ce qu'il dit, nous retranchant d'ailleurs derrière l'autorité de ce Professeur éminent.

Il s'exprime ainsi :

« Sur la totalité des paralysies musculaires extrinsèques que j'ai pu relever dans la littérature, j'ai noté une vingtaine de cas de paralysie des muscles droits externes. Mais, dans la plupart des cas, elles étaient associées à d'autres paralysies. C'est ainsi que, dans les faits de Coppez et de Février, il y avait, dans le premier, paralysie du droit externe et de l'accommodation, et, dans le second, il y avait en outre une paralysie de l'orbiculaire.

« Dans une observation de Schwenk, il y avait paralysie bilatérale de l'accommodation et paralysie du muscle droit externe.

« De même, les deux faits rapportés par Bolton ont trait, le premier à un garçon de quatre ans et le second à une jeune fille de seize ans, atteints de névrite optique consécutive à une diphtérie du pharynx et combinée à une paralysie de l'accommodation et du muscle droit externe dans le premier cas, à une paralysie de l'accommodation et du voile du palais dans l'autre.

« Dans une statistique de Remack portant sur 100 cas de paralysie accommodative postdiphtérique, paralysie bilatérale dans tous les cas, dix fois il y avait paralysie du droit externe, tantôt d'un côté, tantôt des deux côtés.

« Cinq fois seulement la paralysie des muscles droits externes existait seule. Ce sont les cas de Henoch, Hochhaus, Friedenwald, Heintz et Denig.....

« Il faut y ajouter une observation de Duboys de Lavigerie où semblait exister chez un enfant de deux ans et demi une paralysie du droit externe survenue à la suite d'une angine diphtérique. L'extrême jeunesse de l'enfant ne permit pas de rechercher s'il existait en même temps une paralysie de l'accommodation. »

Nous résumons cette citation en disant que très peu d'auteurs se sont occupés de la question des paralysies localisées des muscles extrinsèques, en remarquant le petit nombre des observations citées jusqu'ici.

RÉSUMÉ ANATOMIQUE DES MUSCLES EXTRINSÈQUES DE L'ŒIL

Avant de faire l'étude clinique, rappelons la nomenclature des muscles extrinsèques, autrement dit, des muscles moteurs de l'œil.

Ces muscles sont au nombre de six et se divisent, d'après leur direction, en muscles droits et muscles obliques. Ils constituent avec le muscle releveur de la paupière supérieure les muscles de l'orbite.

Les muscles droits sont :

1° Le droit supérieur qui porte la cornée en haut

et un peu en dedans et, de plus, incline légèrement en dedans la partie supérieure du méridien vertical;

2° Le droit inférieur qui porte la cornée en bas et un peu en dedans et, de plus, incline légèrement en dehors la partie supérieure du méridien vertical ;

3° Le droit interne qui porte la cornée en dedans dans le plan horizontal, le méridien vertical conservant sa position verticale;

4° Le droit externe qui porte la cornée en dehors, toujours dans le plan horizontal, et le méridien vertical restant encore dans la position verticale.

Les muscles obliques sont :

1° Le grand oblique qui déplace la cornée en dehors et en bas; de plus, il incline en dedans la partie supérieure du méridien vertical;

2° Le petit oblique qui déplace la cornée en dehors et en haut; de plus, il incline en dehors la partie supérieure du méridien vertical.

Les muscles droits (sauf le droit externe), le petit oblique et, de plus, le releveur de la paupière supérieure sont innervés par le nerf moteur oculaire commun ou nerf de la troisième paire qui a son noyau d'origine dans l'étage supérieur du pédoncule cérébral, au-dessus des tubercules quadrijumeaux, noyau qui n'est pas plus homogène au point de vue fonctionnel qu'au point de vue anatomique. Il est composé d'un certain nombre de centres plus ou moins indépendants les uns des autres qui se succèdent d'arrière en avant dans l'ordre suivant : centre du petit oblique, centre du droit inférieur, centre du droit supérieur et du releveur, centre du droit interne (TESTUT, t. II, p. 895 Voir figure).

Le muscle grand oblique est innervé par le nerf pathétique ou nerf de la quatrième paire dont l'origine réelle est dans la calotte pédonculaire, immédiatement en dehors de la ligne médiane, un peu au-dessus et en dehors de l'aqueduc de Sylvius (Voir figure).

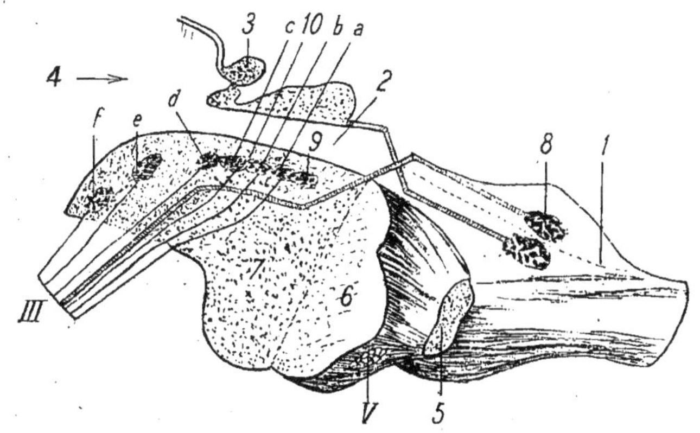

III, nerf moteur oculaire commun du côté gauche. — V, trijumeau.

1, plancher du 4e ventricule; — 2, aqueduc de Sylvius; — 3, glande pinéale; — 4, ventricule moyen; — 5, coupe du pédoncule cérébelleux moyen; — 6, coupe transversale de la partie gauche de la protubérance; — 7, coupe vertico-latérale de la protubérance et du pédoncule cérébral gauche, passant un peu en dehors de la ligne médiane; — 8, noyau du moteur oculaire externe droit (*eminentia teres* du côté droit); — 9, noyau du pathétique gauche; — 10, noyau du moteur oculaire commun gauche, avec ses différents segments.

a, centre du petit oblique; — *b*, centre du droit inférieur; — *c*, centre du droit supérieur et du releveur de la paupière; — *d*, centre du droit interne; — *e*, centre photomoteur; *f*, centre accommodateur.

Enfin, le muscle droit externe est innervé par le nerf moteur oculaire externe ou nerf de la sixième paire dont le noyau d'origine est sous le plancher du quatrième ventricule, immédiatement en dehors de la tige du calamus, au niveau de cette saillie arrondie ou ovalaire qui porte le nom d'*eminentia teres* (Voir figure, p. 23).

Ces données nous seront utiles pour comprendre les lésions causées par les paralysies qui nous occupent, et pour en expliquer l'ordre de fréquence.

FRÉQUENCE DE LA PARALYSIE DU MUSCLE DROIT EXTERNE

Les paralysies diphtériques des muscles moteurs de l'œil peuvent porter sur l'un ou l'autre de ces muscles; disons de suite que la paralysie du muscle droit externe est la plus fréquente; Terrien d'ailleurs fait cette remarque avant nous en disant :

« Si nous faisons le relevé de ces paralysies musculaires extrinsèques, nous voyons que le nerf moteur oculaire externe est plus fréquemment touché que la troisième paire, et c'est là un fait assez curieux. On pouvait penser, étant donnée la prédilection de la toxine diphtérique pour l'appareil accommodateur, que le reste du noyau du moteur oculaire commun devait être plus fréquemment intéressé par lésion de voisinage que le noyau du moteur oculaire externe, beaucoup plus éloigné. Or, c'est précisément le contraire qui se produit. »

Nous sommes de l'avis de Terrien sur la fréquence de la paralysie du moteur oculaire externe par rapport à celle des autres muscles extrinsèques, mais s'il semble bizarre que le nerf moteur oculaire commun (3e paire) soit moins souvent lésé, vu sa proximité du centre accommodateur qui est immédiatement avant lui, Terrien, d'autre part, fait remarquer que :

« Il est exceptionnel que le moteur oculaire externe soit seul lésé. Dans la plupart des observations publiées, la paralysie du muscle droit externe est associée à d'autres paralysies oculaires, le plus souvent de l'accommodation, ou aussi des autres muscles extrinsèques ou enfin du releveur, cette dernière la plus rare de toutes. »

En nous reportant à ces deux citations, il nous semble que le fait curieux de la fréquence de la paralysie du droit externe s'explique facilement en se reportant à la topographie de ses origines réelles comparée à celles du moteur oculaire commun et du pathétique.

En effet, sur la route que parcourt la toxine diphtérique dans son intoxication graduelle de l'organisme, le noyau du moteur oculaire externe est le premier relai de tous les noyaux qui nous intéressent, placé sous le plancher du quatrième ventricule, immédiatement en dehors de la tige du calamus, au niveau de l'*eminentia teres*, en avant de la protubérance annulaire, tandis que la troisième et la quatrième paires sont en arrière de cette protubérance, au niveau des pédoncules cérébraux (Voir figure, p. 23).

On comprend très bien que, par suite, ce soit ce nerf qui est le plus fréquemment touché; lorsqu'il est seul touché, c'est probablement que l'intoxication est relativement atténuée. Alors la toxine, trouvant devant elle une forte résistance de l'organisme, s'arrête à ce noyau du moteur oculaire externe. On conçoit que ces cas soient très rares, car la plupart du temps la toxine va au delà et va même jusqu'aux noyaux les plus éloignés qui sont tout justement les noyaux accommodateurs et le noyau du moteur oculaire commun qui innerve le muscle droit interne.

Quand, par contre, le centre accommodateur est seul lésé, il faut bien admettre que la toxine a brûlé les étapes, oublié les relais précédents; ce n'est d'ailleurs que par cette explication qu'on peut donner une raison d'être aux paralysies des muscles extrinsèques localisées, non associées à celle du voile du palais qui est le plus rapproché de la lésion primitive.

Toutes les paralysies localisées aux autres muscles sont très rares; la deuxième partie de l'observation que nous devons à l'obligeance de M. le Professeur Rohmer, rapporte cependant le cas d'une paralysie du muscle droit interne de l'œil droit; cette paralysie n'est pas, à proprement parler, isolée, puisqu'il y avait eu auparavant une paralysie du muscle droit externe du même œil.

ÉTUDE CLINIQUE

Les paralysies diphtériques des muscles extrinsèques de l'œil étant des paralysies tardives, apparaissent quinze à vingt jours après la disparition de l'angine; elles peuvent survenir bien plus tard, quelquefois deux et même trois mois après, dix mois dans la deuxième partie de l'observation de M. le Professeur Rohmer.

Elles ont des symptômes communs et des symptômes particuliers à chacune d'elles.

Parmi ces symptômes communs, les uns sont subjectifs et les autres objectifs.

Symptômes subjectifs. — Le malade vient, la plupart du temps, consulter son médecin parce qu'il est atteint de diplopie; c'est de tous les symptômes celui qui est le plus inquiétant et le plus gênant pour lui.

La diplopie est constatée dans le champ d'action du muscle paralysé. Pour rendre ce signe plus apparent, on peut placer devant l'œil qui jouit de la meilleure acuité visuelle un verre rouge foncé et, faisant mouvoir une bougie dans la sphère d'action du muscle paralysé, le malade voit deux images de la flamme : l'une blanche, l'autre colorée. On reconnaît ainsi facilement si les images sont homonymes ou croisées. On obtient par là un renseignement important puisque les images homonymes sont produites par le strabisme convergent et les images croisées sont la conséquence d'un strabisme divergent.

Un autre symptôme subjectif est que l'œil ne fournit plus que des renseignements incertains sur la détermination de la place occupée par les objets extérieurs. On peut s'en rendre compte en demandant au malade de fermer l'œil sain et de saisir rapidement, sans détourner la tête, un objet placé dans le champ d'action du muscle paralysé; la main n'arrivera pas jusqu'à cet objet, mais ira dans une fausse direction plusieurs fois avant de pouvoir s'emparer de lui.

Cette fausse projection des objets engendre le vertige dont le malade se plaint lorsqu'il marche, un œil étant fermé; le vertige peut se produire également dans la vision binoculaire; il est dans ce cas la conséquence de la diplopie.

Il peut y avoir en même temps que ce vertige des nausées, des vomissements, même des syncopes, qui peuvent détourner quelque temps l'attention du médecin du côté d'une lésion cérébrale.

Dans certains cas, le malade se plaint seulement de fatigue de la vue, et ce n'est qu'en recherchant la diplopie qu'on arrive à la dépister; cette fatigue est assez fréquemment le symptôme d'une paralysie qui débute.

Enfin, dans quelques cas rares de paralysie de tous les muscles de l'œil, il peut y avoir ophtalmoplégie totale.

Symptômes objectifs. — A l'examen d'un malade qui présente ces troubles subjectifs, le premier symptôme objectif qu'on remarque, c'est la diminution de la mobilité du bulbe oculaire dans le sens du muscle paralysé. Supposons, par exemple, une paralysie du droit externe, la plus fréquente. Le droit interne, qui est son antagoniste, porte le pôle antérieur de l'œil en dedans, grâce à sa tonicité, et réduit l'arc d'excursion du globe oculaire en dehors; ce phénomène ne se présente jamais dans le strabisme fonctionnel et est un bon signe de strabisme paralytique.

Si, d'autre part, on fait fixer au malade un objet qui se trouve dans le sens du muscle paralysé et si on couvre brusquement l'œil sain avec la main, l'œil malade, pour fixer, fait un effort et se déplace d'un certain angle dans le même sens. C'est la « déviation primitive », qui est un symptôme décisif, quand on doute du côté paralysé.

D'ailleurs, quand l'œil malade est arrivé à sa position de fixation de l'objet, si on examine la position de l'œil sain qui était caché par la main, on constate que ce dernier s'est lui-même dévié, mais d'un angle double ou triple de l'angle de déviation du côté malade. Ce phénomène est appelé « la déviation secondaire ». Elle est plus grande que la déviation primitive, parce que le même influx nerveux est envoyé aux mêmes muscles des deux yeux, mais le degré d'innervation, suffisant pour le muscle sain, ne l'est plus pour le muscle malade, d'où déviation moins grande de ce côté.

Dans le strabisme fonctionnel, la déviation primitive est toujours égale à la déviation secondaire.

Les malades atteints du strabisme paralytique que nous étudions, gênés par leur diplopie, portent souvent la tête de côté afin de regarder en face par la partie du champ visuel dans laquelle ils ne voient qu'une image, ou bien ils ferment un œil, ce qui leur donne une attitude spéciale caractéristique qui se rapproche fort de celle qu'on trouve dans l'hémianopsie.

Quelssont les symptômes particuliers à chacune de ces paralysies musculaires? Nous allons les exposer assez brièvement, en commençant par la plus fréquente :

Paralysie de la sixième paire (moteur oculaire externe) ou du muscle droit externe. — Le malade atteint présente les symptômes subjectifs et objectifs que nous avons indiqués : attitude vicieuse de la tête, diplopie, gêne de la vision, vertige, strabisme. La diplopie est homonyme, c'est-à-dire que l'image du côté droit appartient à l'œil droit; l'image située d'un côté est vue par l'œil du même côté. S'il y a paralysie monoculaire, le malade a de la peine à fixer les objets du seul œil paralysé, et à se conduire, à cause du déplacement des objets qu'il veut voir; pour éviter ces accidents, il ferme l'œil malade et se conduit avec un seul œil. Le strabisme est un strabisme convergent qui s'explique très bien si on se reporte à l'action respective des muscles de l'œil, que nous avons déjà indiquée; le droit externe, étant paralysé, ne porte plus la cornée en dehors; son antagoniste, le droit interne, attire l'œil en dedans. Cette déviation est d'autant plus marquée que la paralysie est plus complète.

Notons qu'ici la diminution de la mobilité du globe oculaire est en dehors, toujours pour la même raison que celle qui fait comprendre le strabisme convergent.

Si l'on remarque la proximité des deux racines des

nerfs droit (Voir figure, p. 23) et gauche, on ne s'étonnera pas de remarquer que la paralysie des muscles droits externes est binoculaire dans beaucoup de cas.

Paralysie du muscle droit interne. — Elle présente les mêmes symptômes généraux que précédemment.

Ici nous trouvons que c'est en dedans qu'il y a diminution du champ d'excursion du globe oculaire.

Le strabisme est divergent par suite de la paralysie et de l'antagonisme du droit externe intact.

Le malade tourne la tête à gauche si c'est le droit interne droit qui est atteint, — à droite, si la paralysie intéresse le droit interne gauche.

La diplopie est croisée, c'est-à-dire que l'image située à droite est perçue par l'œil gauche.

Les paralysies suivantes étant beaucoup plus rares, nous ne ferons que les résumer.

Paralysie du droit supérieur. — Strabisme inférieur et externe, diplopie ne se manifestant que quand le malade lève les yeux.

Paralysie du droit inférieur. — Strabisme supérieur et légèrement divergent, diplopie n'existant que dans le champ visuel inférieur.

Paralysie du petit oblique. — Œil paralysé dévié légèrement en bas et en dedans; diplopie aux images homonymes dans l'étendue du champ visuel supérieur seulement. A mesure qu'on porte l'objet, une bougie par exemple, en haut et en dehors, les images s'écartent latéralement en hauteur, et leurs extrémités supérieures divergent sensiblement.

Paralysie complète de la troisième paire (moteur oculaire commun). — Dans ce cas, tous les muscles précédents sont touchés, et, en plus, le muscle élévateur de la paupière supérieure et le sphincter pupillaire.

Le symptôme qui frappe est la chute de la paupière supérieure (ptosis), malgré les efforts du malade pour la relever; en soulevant la paupière avec les doigts, on ne trouve pas de résistance, et, dès qu'on la lâche, elle retombe lentement.

Il y a abolition des mouvements de l'œil en haut, en bas, en dedans; la cornée et la pupille sont sur la ligne médiane ou dans l'angle externe de l'orbite (action du droit externe). La convergence des deux yeux est abolie; strabisme divergent.

Il n'y a plus que de légers mouvements de rotation de l'œil autour de son axe (action du grand oblique).

Dilatation moyenne et immobilité de la pupille (paralysie du muscle accommodateur innervé par le moteur oculaire commun). Saillie de l'œil hors de l'orbite par relâchement des muscles paralysés. Diplopie à images croisées. Vision vague, incertaine, suivie au bout de quelque temps d'une fatigue considérable et de vertiges. S'il y a chute de la paupière, la diplopie ne se produit pas.

Paralysie de la quatrième paire ou du nerf pathétique. — Tête du malade tournée constamment en bas et de côté, soit pendant la marche, soit lorsqu'il veut fixer quelque chose. Grande fatigue dans les yeux; douleurs de tête, étourdissements; — souvent il y a de la photophobie et du larmoiement qui ne sont dus qu'à la fatigue. Diplopie dans la partie inférieure du champ visuel; les deux images sont homonymes, superposées en face, inclinées et rapprochées par le haut sur le côté.

ÉTIOLOGIE ET PATHOGÉNIE

Il peut sembler superflu que nous parlions de l'étiologie des paralysies diphtériques, mais cependant nous avons jugé utile d'y faire allusion, car si ces lésions surviennent consécutivement à des diphtéries, quelquefois elles succèdent à des angines sans fausses membranes qui, par ce fait même, n'avaient pas fait songer à une angine à bacille de Lœffler. Si on avait fait la recherche de cet agent pathogène, on l'aurait trouvé. D'autre part, en essayant le traitement de ces paralysies par le sérum de Roux, elles régressent très vite et cela suffit à faire rétrospectivement le diagnostic de paralysie diphtérique après diphtérie méconnue.

De plus, tandis que dans certaines épidémies de diphtéries ces paralysies sont fréquentes, dans d'autres, elles ne surviennent pas, ou chez peu de sujets.

Raymond, dans les *Annales de Chirurgie et de Médecine infantile* (1904), dit que « bactériologiquement elles paraissent plus fréquentes avec le bacille long qu'avec le bacille court ».

Pourquoi, en effet, ne pas admettre cette opinion; on sait déjà depuis plusieurs années que le bacille diphtérique se présente avec des morphologies variées; il est bien possible que ces différentes formes de bacilles correspondent à des espèces différentes, les longs donnant souvent des paralysies, les courts presque jamais.

Nous avons déjà vu que la paralysie diphtérique fait partie des accidents d'intoxication de l'organisme.

Quelle est la pathogénie de cette intoxication?

Plusieurs théories ont été émises à ce sujet, et la question est controversée encore aujourd'hui.

La première de ces théories est la théorie sanguine, émise par Roux et Yersin; elle est classique.

Pour ces auteurs, le bacille de Lœffler reste au niveau des fausses membranes; il n'envahit jamais l'organisme, mais sécrète un poison, une toxine soluble qui dialyse dans les capillaires et passe dans la circulation générale.

Pour prouver la réalité de cette théorie, ces auteurs ont fait à des animaux des injections de liquide de culture filtré, ne contenant, par conséquent, pas de bacilles, et ils ont reproduit ces paralysies, ce qui semble bien démontrer qu'ils ont raison.

Les travaux de Babonneix, Luisada, Pacchioni, tendent à soutenir une théorie nerveuse.

Pour eux, il y a possibilité de propagation de la toxine par voie nerveuse, remontant le long des nerfs périphériques vers le système nerveux central, à l'exemple, par conséquent, des toxines rabiques et tétaniques.

Ils se basent sur ce fait qu'il y a un rapport constant entre le siège de la paralysie à son début et le siège d'inoculation diphtérique; pour eux, les paralysies vélopalatines sont consécutives aux angines graves; les paralysies unilatérales font suite aux angines unilatérales, les paralysies laryngées au croup d'emblée, les paralysies généralisées débutent toujours par le voile. Tout ceci est loin de se vérifier toujours dans la pratique.

Cependant, d'après ces auteurs, l'injection de toxine diphtérique dans le sciatique d'un lapin détermine d'abord la paralysie de la patte correspondante, puis seulement après des troubles sphinctériens et, pour terminer, la paralysie de l'autre patte.

Nous donnerons aussi la théorie de Rist (1904) que nous avons retrouvée dans la thèse de Mourniac.

Pour Rist, « il existe dans le protoplasma bacillaire une substance manifestement toxique, lentement diffusible, à action tardive. Ce poison des corps bactériens, cette endotoxine diffère de la toxine soluble contre laquelle sont immunisés les animaux fournisseurs de sérum. Elle ne subit pas l'action préventive et neutralisante du sérum, même lorsque celui-ci est administré à des doses considérables ».

Que penser de ces différentes opinions? A notre avis il faut, à l'heure actuelle, admettre que les trois opinions peuvent être valables. Si aucune n'est définitivement probante, toutes reposent sur des faits précis; la clinique démontre des faits qui peuvent être expliqués tantôt par l'une, tantôt par l'autre de ces théories.

Si l'on peut admettre que, la plupart du temps la théorie sanguine et la théorie nerveuse expliquent amplement la pathogénie des paralysies diphtériques par diffusion des toxines solubles attaquées par le sérum, l'hypothèse de Rist, en tout cas, a le mérite de faire comprendre pourquoi, dans certains cas, le sérum est resté impuissant dans le traitement des paralysies diphtériques.

Résumons-nous en disant que, probablement, il n'y a pas d'unité des paralysies diphtériques. On groupe sous une même dénomination des accidents dissemblables qui ont une pathogénie différente, des symptômes différents, une évolution et une terminaison différentes et qui, au point de vue anatomo-pathologique, sont loin de correspondre toujours aux mêmes lésions.

ANATOMIE ET HISTOLOGIE PATHOLOGIQUE

A ce point de vue encore, les lésions que l'on trouve dans les paralysies diphtériques sont loin d'être identiques.

La plupart des idées que nous allons exposer dans ce paragraphe sont développées longuement dans le livre de Bourges intitulé *La Diphtérie* et dans la thèse de Richon (Nancy, 1899) : *Étude sur la Paralysie diphtérique.*

Bourges écrit : « Les symptômes qui paraissent dépendre d'une altération du système nerveux ne sont pas toujours en rapport avec les lésions qu'on trouve à l'autopsie. Il est actuellement hors de doute qu'on a pu constater des paralysies très complètes et très étendues chez des sujets dont le système nerveux présentait des altérations insignifiantes ou nulles. »

Il ajoute :

« On peut donc affirmer, à propos de ces cas, que le poison diphtérique peut profondément modifier la fonction avant d'avoir altéré l'organe. »

Les lésions des nerfs périphériques et des racines nerveuses ont été signalées pour la première fois par Charcot et Vulpian en 1862; ils signalent, dans un cas de paralysie diphtérique du voile du palais, une lésion des nerfs palatins caractérisée par la réduction en gouttelettes granulo-graisseuses d'un certain nombre de tubes nerveux, analogue à la lésion qu'on observe dans le bout périphérique d'un nerf sectionné.

M. Richon, dans sa thèse, dit, en résumant cette communication de Charcot et Vulpian à la Société de Biologie, que les lésions des nerfs se présentent ainsi : « Quelques filets sont constitués par des tubes entièrement vides de matière médullaire. » Tous les filets ne sont pas atteints. « Dans les uns, la matière cellulaire est complètement intacte, dans les autres, elle est devenue granuleuse. Ces tubes altérés ont conservé, jusqu'à un certain point, leur largeur, mais au lieu de la substance cellulaire normale, on y voit des granulations très fines, tantôt juxtaposées dans une assez grande longueur, tantôt formant des agglomérations peu étendues, simulant des corps granuleux. »

Dejerine, étudiant plusieurs cas de paralysie diphtérique, a toujours constaté dans les racines rachidiennes antérieures une lésion qui correspondait exactement, par son siège, aux phénomènes paralytiques qui avaient été observés pendant la vie; cette lésion était d'autant plus marquée que la paralysie avait duré plus longtemps. « Cette lésion était identique à la dégénérescence wallérienne, caractérisée par l'aspect moniliforme des tubes nerveux, la myéline se fragmentant en gouttelettes par la disparition complète du cylindraxe et la multiplication des noyaux de la gaine de Schwann. » (Bourges.)

Dejerine n'a jamais constaté de lésions des racines postérieures, il n'a fait l'examen des nerfs périphériques que dans un cas et il y a constaté « des gaines vides au milieu d'autres tubes parfaitement normaux ».

D'après lui, les lésions de la moelle seraient très peu marquées, limitées à la substance grise, plus particulièrement aux cornes antérieures (cellules nerveuses moins nombreuses, moins réfringentes, multiplication des éléments de la névroglie, congestion des vaisseaux).

Gombault, dit Bourges, a établi d'une façon définitive la nature des lésions des racines et des nerfs périphériques dans la paralysie diphtérique. Cette lésion est une névrite segmentaire périaxile, dont la dégénérescence wallérienne est la terminaison possible, sinon nécessaire; il s'agit d'une altération segmentaire, ne portant que sur une étendue limitée de la longueur de la fibre, sur un seul ou sur plusieurs segments annulaires, souvent sur une partie de segment seulement.

Chaque segment malade peut être séparé des autres par des intervalles de fibre absolument saine. Les fibres malades se groupent souvent, mais on peut trouver des fibres atteintes au milieu de fibres saines.

Le mode de progression des lésions segmentaires est le suivant : elles débutent par l'une des extrémités du segment, puis elles atteignent l'autre, puis finalement sa partie moyenne.

La lésion a un stade de dégénération et un stade de régénération qui peuvent être associés au niveau d'un même segment interannulaire.

Dans le stade de dégénération, la myéline devient granuleuse. Dans les tubes nerveux, on observe, en certains endroits, de grosses masses protoplasmiques qui renferment de nombreux noyaux; ailleurs, le cylindraxe n'est plus qu'un simple tractus recouvert de myéline au niveau des renflements granuleux, mais il reste toujours continu.

Au stade de régénération, la fibre reste plus mince au point où elle a été malade; les segments qui ont été atteints sont plus courts qu'à l'état normal, mais la gaine de myéline est homogène, déprimée au niveau des noyaux.

Ce stade n'existe pas toujours; le cylindraxe peut se rompre par une sorte de destruction spontanée, comme dans une myélite aiguë. Dans ces cas, on trouve, en suivant le segment, une solution de continuité au delà de laquelle on ne le retrouve plus que sous forme de tronçons isolés entre des blocs de myéline. A partir du point où il y a rupture du cylindraxe, tout le bout périphérique de la fibre nerveuse subit la dégénérescence wallérienne.

En même temps que toutes ces lésions, le tissu conjonctif est irrité; ses fibres sont plus apparentes; ses cellules se gonflent, présentent parfois plusieurs noyaux et contiennent des gouttelettes graisseuses. De plus, les capillaires intrafasciculaires sont enflammés.

M. Richon, dans sa thèse, signale les recherches anatomo-pathologiques de Bristowe (1888), Krauss (1888), Batten (1898), Preitz (1895), Katz (1897).

Toutes ces recherches arrivent au même résultat; elles prouvent la prépondérance des lésions des nerfs périphériques, et l'intégrité ou le peu d'altération des centres nerveux.

Katz signale que « la plupart du temps, il y a une maladie légère de la cellule qui peut guérir entièrement ». « Néanmoins, dit-il, cette maladie de la cellule entraîne des lésions de la fibre de nature trophique, pouvant apparaître même après la reconstitution parfaite de la cellule. »

Quand il y a lésion centrale, le bulbe est plus souvent atteint que la moelle rachidienne, en raison de son importance physiologique, de son activité incessante et de son abondante vascularisation.

Les muscles peuvent être altérés également; il y a

alors dégénérescence granuleuse de leurs fibres. Les éléments fibrillaires des faisceaux primitifs perdent leur cohésion et se séparent aisément; ils perdent leur striation transversale. Il y a dans les fibres des granulations graisseuses sans altération des noyaux du sarcolemme.

Quelquefois il y a une transformation cireuse des muscles qui leur donne un aspect pâle, avec coloration feuille morte; ils sont alors œdématiés, friables.

Rappelons enfin que, parfois, on n'a observé aucune lésion anatomo-pathologique dans des cas évidents de paralysie diphtérique.

DIAGNOSTIC

Le diagnostic causal des paralysies diphtériques, et en particulier des paralysies des muscles extrinsèques de l'œil, ne se pose pas lorsque le malade a eu quelques semaines auparavant une angine à fausse membrane avec constatation bactériologique du bacille de Lœffler dans les exsudats.

Nous devons mettre en garde contre les angines qu'on n'a pas cru être des angines diphtériques parce qu'on n'y a pas porté attention, ou bien à cause de la bénignité des symptômes constatés, ou bien parce qu'on n'y a pas constaté de fausses membranes.

De façon générale, lorsqu'une paralysie survient, quinze jours à trois semaines après une angine qui a pu sembler banale, il faut toujours se méfier que cette angine ait été due au bacille de Lœffler, et, par principe, essayer le sérum antidiphtérique ; souvent la régression rapide des accidents à la suite de ce traitement fera faire rétrospectivement le diagnostic certain d'angine et de paralysie diphtériques.

La syphilis, la glycosurie, le rhumatisme peuvent donner lieu à des paralysies des muscles extrinsèques de l'œil semblables à celles dont nous avons fait l'étude; signalons aussi les paralysies traumatiques. Le diagnostic différentiel se fera alors facilement en remontant à la cause de cette complication; en tout cas, s'il y a doute, le succès du traitement par le sérum de Roux fera toujours faire le diagnostic de paralysie diphtérique.

PRONOSTIC

Le pronostic *quoad vitam* des paralysies diphtériques des muscles extrinsèques est bénin.

Faisons cependant ces réserves que nous ne pouvons jamais être certain que, malgré sa localisation uniquement oculaire au début, cette paralysie ne se généralisera pas par la suite, sans que rien d'ailleurs puisse nous faire prévoir cette complication.

Le pronostic fonctionnel est sérieux si ces malades ne sont pas traités. Ils éprouvent, en effet, du fait de cette affection, une gêne très notable de la vision, du fait de la diplopie dont ils sont affligés; la fausse projection des objets fixés peut être assez intense pour que le malade en arrive à ne plus pouvoir marcher dans la rue sans aller buter contre les maisons, à ne plus pouvoir se conduire en un mot. Ces paralysies peuvent faire apparaître des vertiges insupportables et même, dans quelques cas, une ophtalmoplégie totale.

Il est rare cependant que le malade arrive à ce degré d'infirmité; souvent, au contraire, ces paralysies sont assez fugaces, et on en a quelquefois vu guérir sans traitement.

CHAPITRE III

TRAITEMENT

Avant la vulgarisation de la sérothérapie par Roux (1894), prévue par Behring et Kitasato (1891), le traitement des paralysies diphtériques était loin d'être spécifique.

La thérapeutique était surtout symptomatique et reconstituante. On donnait aux malades des toniques généraux (quinquina, arséniate de soude, phosphate de chaux, préparation de noix vomique à l'intérieur, bains salés), au besoin des stimulants cardiaques (strychnine, éther).

Contre la paralysie elle-même, on recourait à l'électrisation des muscles affaiblis, à leur faradisation; les courants continus donnaient quelquefois des succès.

En résumé, on le voit, la thérapeutique se réduisait à fort peu de chose.

C'est Schmidt Rimpler qui, le premier, en décembre 1894, essaya le sérum de Roux dans trois cas de paralysie de l'accommodation, dont denx de diphtérie confirmée. Toutes trois furent guéries en huit à dix jours avec quelques injections.

Cette tentative ne fut pas suivie; au contraire, la sérothérapie fut très attaquée dans la suite.

C'est ainsi qu'en 1896, au Congrès de Nancy, les rapporteurs se montrent peu favorables à cette sérothérapie des accidents postdiphtériques; notre maître, M. le Professeur Haushalter, y dit : « Le sérum ne paraît pas prévenir les paralysies de la diphtérie. Dès le troisième jour de la maladie, il existerait d'ailleurs déjà, disséminées dans les nerfs les plus divers (Meyer), des lésions qui expliquent en partie le développement fatal des troubles moteurs, malgré la présence de l'antitoxine qui demeure sans effet sur les lésions déjà établies. A plus forte raison, la paralysie une fois déclarée, l'administration même très précoce de sérum est capable de la faire rétrocéder; le retour du mouvement n'est pas plus précoce chez les diphtériques qui ont subi des injections que chez les autres. »

Petit (1897), Plicque (1898) ne parlent pas de la valeur thérapeutique du sérum.

Pendant ce temps, les travaux et les recherches expérimentales de Ferré et Mongour (1897-1898) tendent à prouver la valeur du traitement par le sérum antidiphtérique.

Leurs idées inspirent la thèse de Dague qui montre, avec 16 observations à l'appui, l'efficacité du sérum de Roux dans le traitement des paralysies diphtériques.

En 1899, à Nancy, M. Richon lui avait dénié toute valeur thérapeutique; il lui avait seulement reconnu une action préventive.

C'est pourquoi, en 1901, Ballan a pu écrire : « Beaucoup de médecins n'utilisent pas encore la sérothérapie comme conduite à tenir dans les paralysies postdiphtériques. » Il donne à l'appui de sa thèse 22 observations de succès du sérum de Roux.

Depuis cette époque un certain nombre de travaux, ceux de Vergely (1903), Comby (1904; 5 observations), Mourniac (1905; 18 observations), Aubineau (1906) ont contribué à faire du sérum le traitement classique de la paralysie diphtérique, malgré les tendances de certains auteurs à croire au contraire à une recrudescence des paralysies à la suite du traitement de la diphtérie par le sérum (Opinions de Heubner, Monti).

Malgré cela, certains auteurs semblent douter encore de l'efficacité de ce traitement, et nous n'avons pas été peu étonné en trouvant dans le livre de nos maîtres, MM. les Professeurs Paul Spillmann et Maurice Perrin, intitulé : *Études sur la paralysie générale et sur le Tabes* (1910), la comparaison suivante à propos de l'échec ordinaire du traitement mercuriel et ioduré dans la paralysie générale :

« Un enfant convalescent d'angine à bacille de Lœffler présente une paralysie du voile du palais avec ou sans polynévrite diffuse. De ce qu'il n'a plus de bacilles dans son pharynx et de ce que les autopsies pratiquées dans des cas de ce genre n'en montrent ordinairement pas dans le bulbe ou dans les gaines des nerfs, conclura-t-on qu'il ne s'agit pas de paralysie diphtérique et trouvera-t-on singulier que le sérum de Behring-Roux n'ait aucune action sur les lésions dégénératives? — Non, évidemment. »

Ces auteurs, il est vrai, mettent en note : « Le sérum peut être néanmoins utile comme médicament antitoxique. »

Ainsi donc, en 1910, l'efficacité du traitement par la sérothérapie était encore mise en doute.

Aujourd'hui, il n'en est plus ainsi. D'ailleurs, si on se reporte à l'anatomie pathologique des lésions dont nous avons fait l'étude, on comprendra que le sérum ait de l'efficacité.

En effet, nous l'avons vu, les lésions anatomiques et histologiques sont relativement bénignes; il est très rare que le cylindraxe vienne à se rompre. M. Richon reconnaît lui-même que tous les filets nerveux ne sont pas atteints. La plupart du temps aussi, il y a régénération de la fibre nerveuse. Dans certains cas, on n'a pas trouvé de lésions, ou des lésions insignifiantes.

D'autre part, Bourges (1892) faisait prévoir, avant la découverte de la sérothérapie, que cette dernière pourrait servir de bas eau traitement, en disant : « On peut affirmer, dans bien des cas, que le poison diphtérique peut profondément modifier la fonction avant d'avoir altéré l'organe. »

Par conséquent, du moment que, dans la plupart des cas, il n'y a pas de lésions anatomiques importantes ou, en tout cas, pas de lésions irréparables et définitives, le sérum doit exercer son influence.

Est-ce à dire qu'il l'exercera toujours? Non. — Il

n'y a jamais de règle sans exception, et il faut reconnaître qu'il y a certains cas d'insuccès.

Ils nous semblent faciles à expliquer par l'existence de lésions définitives (rupture du cylindraxe), rares d'ailleurs.

D'autre part, il faut compter aussi avec les injections faites trop tardivement après une paralysie constituée; il s'agit d'arriver lorsque la fonction est modifiée, mais quand l'organe n'est pas encore altéré irréparablement. Dans ce cas, le sérum antitoxique annihilant l'action de la toxine diphtérique, *sublata causa, tollitur effectus.*

Certains auteurs ont redouté les accidents sériques causés par l'emploi de la sérothérapie.

Ces accidents, il est vrai, peuvent être assez intenses, amenant, dans les jours qui suivent l'injection, des éruptions urticariennes, scarlatiniformes ou rubéoliformes très douloureuses. Ces accidents sont souvent apyrétiques, mais souvent aussi ils s'accompagnent de fièvre, de manifestations articulaires et périarticulaires, d'un état général assez mauvais.

Il ne faut pas trop s'effrayer de ces accidents; la maladie du sérum est dans la très grande majorité des cas inoffensive, et, en tout cas, elle n'est jamais mortelle.

En se rappelant que ce sont surtout les injections de grandes quantités de sérum qui provoquent les accidents sériques, en ayant à sa disposition un sérum aussi actif que possible sous un petit volume, on évitera la plupart du temps les accidents sériques.

Comment emploierons-nous le sérum de Roux? Il n'y a pas de règle absolue.

Retenons seulement qu'il faut arriver le plus tôt possible. Plus l'injection sera précoce, plus il y aura de chances de succès. Les paralysies seraient probablement toutes guéries si on intervenait à temps; mais si les centres nerveux sont trop altérés, si les cellules ont dépassé la limite de destruction au delà de laquelle il n'y a plus de réparation possible, la paralysie ne s'améliorera pas par les injections répétées.

L'injection sera sous-cutanée, sous la peau du flanc; on emploiera des doses de 10 à 20 centimètres cubes en moyenne; dans les cas légers, des injections de 5 à 10 centimètres cubes peuvent suffire.

Le plus souvent deux à trois injections suffisent à amener une régression des accidents qui ira progressivement jusqu'à la disparition complète; quelquefois il en faudra quatre et même cinq; il n'y a d'ailleurs aucun inconvénient à renouveler des injections de 10 centimètres cubes tous les deux ou trois jours au besoin.

Depuis l'emploi du sérum, l'allure clinique des paralysies diphtériques est modifiée; elles sont de moins en moins graves. Bien que, dans la plupart des cas, il y ait tendance naturelle à la guérison, le sérum abrège beaucoup la durée de ces paralysies.

OBSERVATIONS

Nous avons jugé utile de résumer les observations parues dans les thèses de M. le Professeur agrégé Richon (1899), des Docteurs Dague (1900), Ballan (1901), Mourniac (1905), se rapportant à la question qui nous intéresse; on pourra remarquer ainsi que, dans aucune de ces observations, les auteurs n'ont trouvé le strabisme existant seul; toutes les observations qui vont suivre se rapportent à une généralisation de la paralysie diphtérique, dont le strabisme n'est qu'une manifestation. Dans tous les cas, sauf un, la paralysie du voile du palais coexiste avec la paralysie des muscles extrinsèques.

Le seul cas où la paralysie du voile du palais a disparu au moment de l'apparition des troubles oculaires, quoique ayant existé auparavant, semble-t-il, est relaté dans la thèse de Mourniac (Observation 6, Dr Ginestous, *Gazette hebdomadaire des Sciences médicales de Bordeaux*, 12 oct. 1902). Cette observation étant très complète, nous avons jugé utile de la reproduire *in extenso*, quoiqu'elle ne corresponde pas entièrement aux faits sur lesquels nous insistons dans notre thèse.

Nous avons cru devoir reproduire l'observation de Février, intitulée « Paralysies incomplètes de l'accommodation des deux droits externes et de l'orbiculaire des paupières à droite, d'origine diphtérique » (*Clinique ophtalmologique,* 1907, p. 265), parce qu'elle est citée par le Professeur Terrien, dans l'historique de l'étude des paralysies diphtériques des muscles extrinsèques de l'œil et que, si les troubles n'ont pas été localisés à l'organe de la vision, c'est du moins là qu'ils ont été les plus intenses.

Nous terminons par l'exposé de l'observation de M. le Professeur Terrien et de celle que nous devons à l'obligeance de M. le Professeur Rohmer; observations qui se rapportent à des paralysies diphtériques intéressant uniquement les muscles extrinsèques de l'œil.

Malgré nos recherches pour retrouver les observations semblables dont Terrien donne la bibliographie dans son article : « Paralysie des deux droits externes d'origine diphtérique. Traitement par la sérothérapie. Guérison », paru dans les *Archives d'Ophtalmologie,* février 1912, nous n'avons pu les consulter et nous sommes forcé de donner seulement la nomenclature des auteurs : Henoch, *Deutsche Med. Wochensch.*, 1889, nº 44; Hochhaus, *Wirch. Archiv.*, XXIV, Heft 2; Fall 1; Friedenwald, *Med. News,* LXIII, 17, p. 461, oct. 1893; Heintz, *Centralblatt für praktische Augenheilkunde,* 1895, 33; Denig, *Münch. med. Wochensch.*, 1895, 820.

Observation 1 (Résumée. In Thèse Richon. Nancy, 1899.)

A. K..., âgé de 2 ans 1/2. Angine diphtérique le 28 janvier 1898. Paralysie du voile du palais survenue quinze jours après la disparition de l'angine qui avait duré huit jours. En même temps, apparition d'une paralysie des muscles de la nuque (chute de la tête en avant). Fatigue et faiblesse dans les jambes; parésie faciale gauche. Les mouvements des bras et des jambes sont hésitants et incoordonnés. *Strabisme interne* de l'œil droit. Mort le 2 février (Le résultat de l'autopsie est rapporté dans la thèse de M. le Professeur Richon).

Observation 2 (Résumée. In Thèse Richon. Nancy, 1899.)

L. H..., 4 ans. Angine diphtérique qui dure huit jours, au début d'avril 1898.

21 mai 1898, entrée à l'hôpital; on constate, à l'examen, une paralysie du voile du palais. Les mouvements des membres supérieurs sont maladroits; impotence des membres inférieurs. Abolition du réflexe patellaire. Paralysie des muscles de la nuque. *Strabisme interne de l'œil gauche.* Mort le 24 mai (Détails de l'autopsie in Thèse Richon).

Observation 3

(Résumée. In Thèse Richon. Nancy, 1899. Obs. 4.)

R. C..., 4 ans. Angine diphtérique en janvier 1896. Le 9 mars 1896, abattement profond, albumine dans les urines, pouls fréquent, dépressible; les membres conservent la position qu'on leur donne; les membres supérieurs esquissent quelques mouvements maladroits, abolition des réflexes rotuliens, atrophie complète des muscles des membres et du tronc en quelques jours. La station debout et assise devient impossible. *Aucun signe de paralysie du voile du palais, ni du pharynx.* La température oscille entre 38° et 39° 5, le pouls bat à 180, filiforme.

21 mars. — Selles et urines inconscientes. Chute de la paupière droite. *Strabisme externe droit.*

22 mars. — Déviation conjuguée des yeux vers la droite. Somnolence.

Au début de juin, tous ces accidents ont disparu.

Observation 4

(Résumée. De Bourges, in Thèse Richon, 1899.)

Enfant de 7 ans. Angine le 12 juin 1894, avec amygdales grisâtres et adénopathie.

Le 30 juin, angine à fausses membranes et adénopathie, disparue le 20 juillet. Le 7 août, *strabisme,* voix nasonnée, troubles de la déglutition. Trois jours après, parésie des membres inférieurs. A la fin de septembre tous ces phénomènes ont disparu.

Observation 5

(Résumée. In Thèse Dague. Bordeaux, 1900. Obs. 3.)

Georges M..., 4 ans. Angine diphtérique le 11 janvier 1898.

Le 28 mars, impossibilité à peu près absolue de la marche et de la station verticale. Paralysie du voile du palais, des muscles de la nuque; pupilles largement dilatées, réflexe pupillaire conservé, mais très lent. Abolition des réflexes, pas de troubles de la sensibilité. 3 avril : mydriase double avec paralysie du réflexe pupillaire. *Strabisme interne convergent.* Trois injections de sérum antidiphtérique. Guérison fin avril.

Observation 6 (Résumée. Rolland, *Poitou Médical,* 1897.)

B..., 28 ans. Le 16 janvier 1897, angine diphtérique. Le 24 janvier, paralysie du voile du palais, paralysie de l'accommodation plus prononcée à droite, *ptosis du même côté,* puis, progressivement, paralysie des membres inférieurs et de la face. La paralysie de l'accommodation et le ptosis disparaissent au début d'avril. Guérison complète après plusieurs injections de sérum antidiphtérique, le 15 avril.

Observation 7

(Résumée. In Thèse Dague. Bordeaux, 1900. Obs. 14.)

Anatole R..., 19 ans, terrassier. Le 8 juin 1899, angine diphtérique. Le 18 juin, début de la paralysie par *le releveur de la paupière supérieure* (la paupière retombe malgré les efforts du malade) : paralysie de l'accommodation. Rien dans la gorge : le voile du palais paraît un peu flasque. 23 juin : Faiblesse dans les bras et fourmillements; les jambes fléchissent sous le malade; il lui est impossible de marcher. La vue est à son état normal le 5 juillet. Le 17 juillet, les paralysies ont disparu. Il n'y a jamais eu de paralysie du voile du palais.

Observation 8 (Résumée. In Thèse Ballan. Bordeaux, 1901.)

Maxime P..., 4 ans. Le 25 décembre 1900, angine diphtérique. Paralysie du voile du palais le 25 janvier 1901. 30 janvier : *Strabisme.* Faiblesse des membres inférieurs, qui empêche le petit malade de se tenir debout et de marcher.

On fait trois injections de sérum. Guérison le 25 février.

Observation 9

(Résumée. Dr Comby, *Archives de Médecine des Enfants,* 1904.)

Charles B..., 3 ans 1/2. Paralysie diphtérique grave. Entrée le 26 mai 1903. Paralysie du voile du palais. Quatre ou cinq jours après, douleurs dans les jambes, puis, progressivement, la marche devient de plus en plus difficile. Les bras, les épaules, le cou se sont pris et la paralysie s'est généralisée. *Léger strabisme externe à droite,* remarqué surtout cinq jours avant l'entrée à l'hôpital. Abolition des réflexes rotuliens. Impossibilité de la marche. Faiblesse générale de tous les membres. Cinq injections de sérum. L'enfant sort guéri le 14 juin. On n'a pas retrouvé d'antécédent d'angine diphtérique mais l'enfant ayant eu, le 6 avril 1903, une rougeole, l'auteur de cette observation pense qu'il y a eu une diphtérie méconnue au cours ou à la suite de cette rougeole.

OBSERVATION 10 (Résumée. In Thèse MOURNIAC. Paris, 1905.)

X..., 5 ans. Angine diphtérique le 17 janvier 1903. Le 18 février, paralysie du voile et du pharynx. *Strabisme interne.* L'enfant a peine à se tenir debout. Abolition des réflexes. Pas de troubles des membres supérieurs; anesthésie cutanée aux membres inférieurs. Quatre injections de sérum amènent la guérison, le 8 avril. Le strabisme avait disparu le 15 mars.

Dans l'intervalle, il y avait eu des accidents sériques, le 7 et le 8 mars, marqués par une éruption urticarienne avec démangeaisons très vives et douleurs musculaires siégeant surtout aux membres inférieurs. Les douleurs étaient si vives qu'elles arrachaient des cris au petit malade.

OBSERVATION 11 (Résumée. In Thèse MOURNIAC. Paris, 1905.)

M. G..., fillette de 9 mois. Après angine diphtérique, paralysie du voile du palais, des muscles de la nuque, *du muscle droit externe de l'œil gauche,* parésie des quatre membres, affaiblissement de la voix, pouls faible et fréquent, anémie. On fait quatre injections de sérum de 20 centimètres cubes. Guérison.

OBSERVATION 12 (Résumée. In Thèse MOURNIAC. Paris, 1905.)

Odette J..., 4 ans. Le 26 mars, angine diphtérique. 1er mai : Paralysie du voile du palais. 7 mai : Paralysie des muscles du larynx, *strabisme,* paralysie des muscles de la nuque. Faiblesse des membres inférieurs, qui rend la marche presque impossible. Les réflexes rotuliens sont abolis. On traite par trois injections de sérum antidiphtérique de 20 centimètres cubes chacune. Le 20 mai, le strabisme avait disparu. Le 25 mai, guérison complète.

Observation 13 (Dr Ginestous, *Gazette hebdomadaire des Sciences médicales de Bordeaux*, 12 oct. 1902 : *Sur un cas de paralysie postdiphtérique de l'accommodation et de la convergence.*)

Marcelle L..., âgée de 9 ans, habitant Bordeaux, est conduite à la consultation ophtalmologique de l'Hôpital des Enfants, service de M. Lagrange, le 9 janvier 1902. Elle se plaint de gêne considérable pour la vision de près.

Rien à noter dans ses antécédents héréditaires. Quant à Marcelle L..., jeune enfant habituellement bien portante, on ne retrouve dans ses antécédents personnels aucune tare névropathique, mais, fait particulièrement important et méritant une mention spéciale, elle a été atteinte, en 1900, d'angine diphtérique; pour cette affection, elle a été hospitalisée dans le service d'isolement de l'Hôpital des Enfants, où elle est restée du 29 mars au 13 avril 1900. Elle subit là le traitement sérothérapique, et, guérie de son angine, elle sortit de l'hôpital atteinte de paralysie du voile du palais qui, depuis lors, dit-elle, s'est améliorée, mais n'a jamais complètement disparu.

Notre ami, le Dr Buard, préparateur de médecine expérimentale à la Faculté de Bordeaux, nous a communiqué le résultat de l'ensemencement qui fut pratiqué à cette époque, au cinquième jour de l'infection. L'examen bactériologique fut le suivant : diphtérie, bacilles longs, diplocoques.

Histoire de la maladie. — Marcelle L... raconte que, depuis sa sortie de l'hôpital (avril 1900), elle a constaté que sa vue avait considérablement baissé. Il lui est à peu près impossible de lire et d'écrire. C'est pour ce motif qu'elle vient consulter. Depuis lors, elle n'a suivi aucun traitement et, à part des troubles oculaires et quelques phénomènes paralytiques peu marqués du côté du pharynx, elle n'a jamais été malade. Elle n'a eu, en particulier, ni plaies d'aucune sorte, ni fièvre, ni frisson.

Examen de la malade. — A l'échelle décimale de Monnoyer, l'acuité visuelle est égale à l'unité pour l'œil droit et l'œil gauche. La réfraction mesurée à la skiascopie et à l'image droite indique une hypermétropie de 1,50. A l'ophtalmoscope de Javal et Schiotz, il n'existe pas d'astigmatisme. Enfin, l'examen ophtalmoscopique du fond de l'œil ne révèle aucune lésion.

La recherche de l'amplitude d'accommodation, à l'aide de l'ophtalmomètre du professeur Badal, donne les résultats suivants : O D, O G : 2 dioptries.

L'amplitude de convergence est examinée à l'aide du prisme mobile de Crète, modifié par Landolt pour le remotum, et au moyen de l'ophtalmodynamomètre de Landolt, pour le proximum. Nous obtenons, pour le proximum de convergence, deux angles métriques de 50, et pour le remotum, 1 A M, ce qui nous donne une amplitude de convergence minime de 3AM50.

Le fait saillant de cette première observation était donc une paralysie partielle de l'accommodation et de la convergence.

Du côté du pharynx, nous n'avons rien noté de particulier, bien que la malade prétende avoir eu, à plusieurs reprises, des accès de suffocation au moment de la déglutition. La voix n'est nullement nasonnée; à peine trouve-t-on une diminution légère de la sensibilité du voile du palais.

Rien non plus d'anormal à signaler tant du côté de la sensibilité que des muscles de la vie de relation. Tous les membres ont conservé intacts leurs mouvements. L'examen des urines ne décèle ni sucre ni albumine.

Ces symptômes et l'étiologie de l'affection firent poser le diagnostic de paralysie postdiphtérique de l'accommodation et de la convergence, et un traitement approprié fut institué.

Le 12 janvier, l'enfant subit un traitement par l'électrisation, et le 21 février, après six séances de cette thérapeutique, l'amplitude de l'accommodation est de nouveau mesurée : elle n'est toujours que de deux dioptries; l'amplitude de la convergence, également, n'a nullement varié. En somme, l'état du malade ne s'est pas modifié. Le traitement électrique est néanmoins continué quelques jours encore, mais toujours sans résultat, et, en présence de cet insuccès, la thérapeutique est modifiée. La malade est hospitalisée et, les 3 et 5 mars 1902, il est pratiqué deux injections de 10 centimètres cubes de sérum antidiphtérique. Le 6 mars, la situation n'est nullement améliorée; mais le 12 mars, après un érythème sans importance, nous obtenons les résultats suivants : l'amplitude de l'accommodation est de

9 dioptries et l'amplitude de la convergence de 19 angles métriques.

Un autre examen, pratiqué quelques jours plus tard, confirme la guérison de la malade, qui quitte l'hôpital.

(Malgré la durée des troubles oculaires, guérison en dix jours par deux injections de sérum de 10 centimètres cubes.)

Observation 14 (Février, *Clinique ophtalmologique*, 1907. *Paralysies incomplètes de l'accommodation, des deux droits externes et de l'orbiculaire des paupières à droite, d'origine diphtérique*).

Février. — Le 5 janvier 1907, le sieur D... entrait à l'hôpital pour angine diphtérique. Le 6 janvier, les amygdales et surtout certaines parties du pharynx étaient recouvertes de fausses membranes, restreintes comme dimensions, mais nombreuses, épaisses et blanches. Ce jour même, on pratiqua une injection de sérum antidiphtérique de 20 centimètres cubes, suivie le surlendemain, 8 janvier, d'une nouvelle injection de 10 centimètres cubes.

Vers le 10 janvier apparaissent les premiers symptômes de paralysie du voile du palais. Le nasonnement de la voix est très caractéristique; les liquides ingérés repassent en partie par le nez.

Ce n'est que le 15 février que le malade nous fait part des troubles oculaires qu'il a commencé à ressentir depuis une dizaine de jours, c'est-à-dire environ un mois après le début de la diphtérie, troubles qui n'ont fait que s'accroître depuis cette époque et qu'il nous est facile de rattacher à de la faiblesse accommodative. Le malade nous affirme, en effet, qu'il ne peut plus lire plus de cinq minutes sans que les lettres se brouillent.

Après un repos de quelques instants, il lui est possible de reprendre sa lecture pendant une nouvelle période de quelques minutes au bout de laquelle la vue se trouble à nouveau, et cela aussi bien avec la vision binoculaire qu'avec la vision monoculaire de droite ou de gauche.

De plus, ce n'est pas seulement pour la vision approchée que les troubles sont observés, mais aussi pour la vision éloignée et, dans ce cas, d'une façon permanente.

Cette dernière indication, jointe à la constatation d'un léger strabisme convergent de l'œil gauche, nous fait supposer immédiatement qu'il doit exister, en plus de la paralysie accommodative, une légère paralysie du droit externe de l'œil gauche.

D'ailleurs, en faisant fixer par le sujet un point distant de 5 mètres et en couvrant subitement l'œil droit, on voit l'œil gauche se porter immédiatement en dehors de 4 à 5 millimètres.

Ajoutons que l'examen de la réfraction, celui des milieux et des membranes profondes, ne nous fournissent aucune indication spéciale. Le sujet est emmétrope; l'acuité visuelle de chaque œil = 1.

Les pupilles sont moyennement dilatées. Elles se contractent très vivement sous l'influence de la lumière.

Enfin, nous constatons que le malade présente de la paralysie légère de l'orbiculaire des paupières à droite. Quand on lui demande de fermer les yeux en même temps, l'orbiculaire des paupières du côté droit ne peut se contracter autant que celui de gauche. Le malade est même tout étonné de ne pas pouvoir fermer aussi complètement son œil droit que son œil gauche.

Le 25 février, nous pratiquons un examen plus complet. Appliquant un verre rouge sur l'œil gauche, qui paraît dévié en dedans, et demandant au sujet de fixer une bougie allumée à 3 mètres environ, celui-ci accuse nettement de la diplopie et de la diplopie homonyme, en indiquant la flamme rouge à gauche et la flamme blanche à droite, séparée par une distance d'environ 15 centimètres.

Quand on porte la lumière, soit vers la droite, soit vers la gauche du sujet observé, celui-ci n'accuse que des variations insignifiantes dans la distance qui sépare les deux lumières rouge et blanche.

Nous ne pouvons pas lui faire dire que les deux flammes s'écartent l'une de l'autre quand il regarde à gauche et se rapprochent quand il regarde à droite.

Le 28 février, nous présentons notre malade à notre maître, M. le Dr Jocqs, en le priant de vouloir bien nous donner son avis.

Les résultats de son examen confirmèrent nos premières

constatations. Avec l'emploi du verre rouge appliqué sur l'œil droit, c'est-à-dire sur celui qui ne semble pas atteint de paralysie du droit externe, la diplopie homonyme apparaît très nettement.

A la distance de 5 mètres, les deux lumières rouge et blanche sont séparées par un intervalle de 20 à 30 centimètres.

Quand on porte la lumière à la gauche du sujet, c'est-à-dire du côté de l'œil dévié, les deux lumières rouge et blanche ne s'écartent pas l'une de l'autre. Elles conservent approximativement le même intervalle.

De même, si l'on porte la lumière à la droite du sujet, l'intervalle entre les deux lumières rouge et blanche ne varie pas.

Après un examen complet de notre sujet, l'avis de M. le Dr Jocqs fut que la paralysie devait porter également sur les deux muscles droits externes, mais que le malade se servait de préférence de son œil droit pour lutter contre la diplopie.

La légère paralysie de l'orbiculaire des paupières à droite, constatée dès le 15 février, persiste encore, quoique très atténuée. Le malade peut fermer les paupières aussi bien à droite qu'à gauche, mais quand on lui demande de les serrer fortement, il ne peut accomplir cet effort que du côté gauche.

2 mars. — L'état de notre malade s'améliore considérablement. L'accommodation pour la vision rapprochée s'exerce dans les conditions normales.

La vision binoculaire ou monoculaire, soit à droite, soit à gauche, ne s'accompagne, même après dix minutes de lecture, d'aucun trouble et conserve toute sa netteté. Cependant le sujet nous affirme que, de temps en temps, sa vue se brouille encore légèrement pendant la lecture, mais d'une façon insignifiante et momentanée, ne l'empêchant pas d'ailleurs de continuer à lire.

Ce n'est que deux ou trois jours après que tous ces troubles accommodatifs ont disparu définitivement.

6 mars. — La paralysie des droits externes persiste, mais le strabisme qu'elle provoque ne se manifeste que pour la vision éloignée. Il n'existe pas pour la vision rapprochée.

La paralysie de l'orbiculaire de l'œil droit a complètement disparu.

9 mars. — Aucune modification dans la paralysie des droits externes. L'épreuve par le verre rouge placé devant l'œil droit donne toujours les mêmes résultats. Les deux lumières rouge et blanche sont toujours vues à la même distance l'une de l'autre.

Quand on fait lire l'échelle typographique au sujet et qu'on vient à recouvrir subitement l'œil droit qui est l'œil utilisé de préférence, l'œil gauche se porte immédiatement au dehors pour continuer la lecture, et toujours de 4 à 5 millimètres, comme au début de la paralysie.

13 mars. — La paralysie du voile du palais s'est améliorée considérablement.

Le nasonnement de la voix qui, quelques jours auparavant, était encore très prononcé, s'est fortement atténué.

L'état général, qui était assez mauvais, a subi également une notable amélioration et le malade affirme que ses forces reviennent rapidement. Il avait eu, en effet, à souffrir, peu de temps après sa diphtérie, d'un affaiblissement des membres inférieurs qui se traduisait par une marche pénible et même un peu de titubation à certains moments, par suite d'un affaiblissement marqué du membre inférieur gauche.

Depuis quelques jours, tous ces symptômes vont en s'atténuant. Seule la jambe gauche se fatigue encore très rapidement et le soir a de la peine à se réchauffer.

Enfin la paralysie des droits externes semble presque disparue. Le strabisme convergent, si net les jours précédents pour la vision éloignée, ne se manifeste plus que lorsqu'on demande au sujet de fixer très attentivement un objet éloigné. Si l'on a recours au procédé employé antérieurement, c'est-à-dire si l'on recouvre brusquement l'œil droit, on voit l'œil gauche se dévier encore en dehors de 2 à 3 millimètres.

Le 20 mars, cette déviation n'est plus que de 1 millimètre et l'épreuve par le verre rouge ne donne plus d'emblée de résultat. Ce n'est qu'après quelques secondes de fixation que les deux lumières rouge et blanche se séparent, mais leur écartement n'est plus que de quelques centimètres.

Ce reliquat de paralysie des droits externes détermine encore dans la vision éloignée un très léger trouble. Mais la vision rapprochée est parfaite, l'accommodation ayant repris toute sa force et le léger strabisme paralytique étant compensé par l'effort de convergence. Une voix encore très légèrement nasonnée à certains moments est la seule trace qui reste de la paralysie complète du voile du palais constatée dès le début.

29 mars. — C'est la date de notre dernier examen. Le sujet nous affirme que, depuis quelques jours, tout trouble dans la vision éloignée a définitivement disparu.

On ne constate plus aucun signe de paralysie des droits externes. L'épreuve par le verre rouge est absolument négative. De même, l'épreuve qui consistait, après avoir invité le malade à regarder au loin, à lui couvrir brusquement l'œil droit. Il ne se produit plus aucune déviation de l'œil gauche.

Il n'existe plus aucune trace de paralysie de l'orbiculaire des paupières à droite.

L'accommodation a un fonctionnement parfait.

La jambe gauche est redevenue à peu près aussi forte que la jambe droite.

Les forces générales reprennent rapidement depuis quelques jours.

Le traitement suivi par notre malade pour ces différentes manifestations paralytiques a été presque nul.

En dehors de toniques tels que le quinquina, il n'a pris aucun médicament. Mais en revanche, il a toujours bien mangé et nous avons favorisé chez lui cette abondante alimentation.

Observation 15 (Terrien, *Archives d'Ophtalmologie.*)

L'enfant, Marcel L..., âgé de 5 ans et demi, est amené par sa mère à notre consultation, le 22 décembre 1911, pour un strabisme convergent ayant débuté sept à huit jours auparavant, vers le 15 décembre, et qui se serait établi en quelques heures. La mère est très affirmative sur ce point et insiste sur ce fait que l'enfant, à partir de ce moment, commença à se plaindre de sa vision et de voir mal les objets. C'est la raison qui attira son attention sur ses yeux et qui lui fit constater la déviation, qui n'existait pas auparavant.

On est frappé, en examinant l'enfant, de l'aspect particulier du strabisme, la déviation étant ici répartie sur les deux yeux qui sont en convergence relative. En outre, on constate une limitation très nette des mouvements de latéralité en dehors. Cette limitation est confirmée par l'examen périmétrique du champ du regard, qui dénote l'existence d'une paralysie des deux droits externes. En même temps, l'examen avec le verre rouge révèle une diplopie homonyme à droite et à gauche, sans inclinaison ni abaissement de l'une des deux images, diplopie avec écartement progressif des images lorsque l'objet est porté en dehors, diminution lorsqu'il se rapproche de la ligne médiane.

Il était un peu plus difficile, en raison du jeune âge de l'enfant, de rechercher l'état de l'accommodation, le sujet ne sachant pas lire. Par contre, il répondait très intelligemment et pouvait reconnaître, sur une montre tenue seulement à 20 centimètres de distance, la petite aiguille marquant les secondes et ses différentes positions, preuve que l'accommodation n'était nullement paralysée, ni d'un côté ni de l'autre. De même le sphincter pupillaire était indemne, la pupille réagissait normalement à la lumière et à la convergence et avait des dimensions normales.

En résumé, il s'agissait ici d'une paralysie pas tout à fait complète des deux muscles droits externes, sans participation d'aucun des autres muscles extrinsèques du globe oculaire ni du releveur, avec intégrité absolue de la musculature extrinsèque.

Interrogée sur l'origine possible de ces accidents, la mère raconte que l'enfant avait été soigné au mois d'octobre, vers le 20, chez elle, pour une angine diphtérique, laquelle semble bien avoir été suivie du croup, car l'enfant présenta, peu de jours après, une toux rauque, la voix éteinte et des crises d'asphyxie, si bien qu'une injection de sérum antidiphtérique est pratiquée, le 26 octobre 1911, par le Dr Daubret.

Dès le lendemain, les accidents s'amendent, l'enfant entre en convalescence et aucune complication immédiate ne survient.

La guérison paraît complète et le mois de novembre se passe sans aucun incident, lorsque, le 6 décembre, la voix devient nasonnée, puis le nasonnement augmente peu à peu, se complique du rejet des aliments liquides par le nez et enfin, le 15 décembre, apparaît le strabisme paralytique mentionné plus haut et qui amène l'enfant à notre consultation, soit huit jours après le début du strabisme et quinze jours environ après le commencement de la paralysie du voile du palais.

L'enfant entre dans le service, et l'examen général, en dehors des faits rapportés, ne révèle rien d'anormal. Aucun trouble des réflexes tendineux ni cutanés. Néanmoins, en présence de cette paralysie des deux droits externes combinée à la paralysie du voile du palais et craignant l'extension de la paralysie à d'autres noyaux bulbaires, je me décidai à pratiquer une injection de sérum antidiphtérique. Mais une première injection ayant été déjà faite six semaines auparavant au début de la maladie, et en raison des dangers d'anaphylaxie possible, il fut décidé de recourir à une dose massive, comme le fait couramment, dans le service de la diphtérie, notre collègue et ami le Dr Avi-ragnet. Et, le 26 décembre, M. Michaux, interne du service, fit, sous la peau du ventre, une injection de 40 centimètres cubes de sérum antidiphtérique.

Celle-ci ne fut suivie d'aucune réaction et n'amena aucune modification immédiate dans la statique du globe oculaire. Le lendemain et le surlendemain, la convergence persistait et la limitation des mouvements en dehors demeurait identique, aussi bien que la diplopie.

Mais, le 29 décembre, le strabisme avait entièrement disparu et on ne retrouvait plus la moindre trace de diplopie. Cette constatation était d'autant plus intéressante que, la veille au soir, notre interne, M. Michaux, avait examiné l'enfant à sa contre-visite et n'avait trouvé aucune modification dans l'aspect constaté par nous le matin même : même excès de convergence et même diplopie. Si bien que la disparition des phénomènes parétiques et des troubles oculaires paraissait avoir été très rapide, comme leur apparition, puisque du jour au lendemain on n'en retrouvait plus la moindre trace.

Le nasonnement persistait encore, très atténué, et disparut à son tour deux ou trois jours plus tard. La semaine suivante l'enfant quittait l'hôpital entièrement guéri et, depuis cette époque, il n'a plus présenté le moindre trouble.

Observation 16 (due à l'obligeance de M. le Professeur Rohmer)

F... (Marcelle), 16 ans. — Pas d'antécédents héréditaires et personnels à signaler. Réglée à 12 ans, régulièrement depuis cette époque.

Fin de juillet 1912, la malade a éprouvé des malaises et un mal de gorge assez intense, gênant beaucoup la déglutition; cependant les accidents généraux n'ont pas été suffisamment sérieux pour qu'un médecin soit appelé.

Huit jours plus tard, la famille s'aperçoit que la jeune fille louche, dans une certaine direction du regard.

10 septembre 1912. — Ces accidents oculaires ne rétrocédant pas, la malade vient à la consultation de la Clinique ophtalmologique de Nancy.

A l'examen de cette jeune fille, si on déplace le doigt de gauche à droite dans le champ du regard en le faisant suivre des deux yeux par la malade, on constate que l'œil droit s'arrête au moment où on dépasse la ligne médiane. Après un temps d'arrêt, il suit de nouveau, mais en strabisme convergent, avec un certain retard sur l'œil sain.

Si, à ce moment, on masque de la main l'œil gauche, l'œil droit rattrape immédiatement son retard et fixe de nouveau le doigt.

Dans toute la partie droite du champ du regard, il y a une diplopie homonyme qui s'accentue à mesure qu'on avance vers la droite (l'épreuve que nous avons indiquée dans le cours de notre étude a été faite avec un verre rouge et un verre blanc).

La déviation est de 15° à 20°. A la distance de 5 mètres, la lumière rouge (strabique) est perçue distante de 1 mètre de l'image blanche.

A l'examen de la gorge, on constate que les amygdales sont congestionnées et que le pharynx est un peu enflammé. On ne retrouve pas de traces de ganglions rétromaxillaires.

L'interrogatoire et l'examen de la malade ne révèlent pas d'autres antécédents infectieux. Pas de ganglions inguinaux ni rétrocervicaux.

On est, dans ces circonstances, obligé de s'arrêter au diagnostic de paralysie diphtérique succédant à une angine à bacilles de Lœffler ayant évolué avec un minimum de symptômes, quoiqu'on n'ait pas vérifié le fait bactériologiquement.

Se basant sur cette opinion, on fait à la malade, le 13 septembre 1912, une injection de 10 centimètres cubes de sérum antidiphtérique.

15 septembre. — Il semble qu'il y ait une légère amélioration. La diplopie a diminué. On fait une injection de sérum de Roux de 10 centimètres cubes.

27 septembre. — L'image rouge, dans l'œil strabique, est toujours perçue à 1 mètre de l'image blanche, mais lorsqu'on déplace la tête vers la gauche, elle ne s'éloigne plus de la blanche. Donc le muscle a recouvré une bonne partie de sa contractilité.

On fait une troisième injection de 10 centimètres cubes.

30 septembre. — Les deux yeux sont en position normale. La diplopie a disparu même dans le regard extrême vers la droite.

A la suite de la dernière injection, il s'est produit des phénomènes d'anaphylaxie et une éruption urticarienne est apparue. Pour cette raison, on ne fait pas d'injection.

7 octobre. — La diplopie se reproduit légèrement dans la vision vers la droite. Injection de 10 centimètres cubes de sérum.

10 octobre. — Injection de 10 centimètres cubes de sérum, parce qu'il persiste encore un peu de diplopie dans l'extrême regard à droite.

14 octobre. — La diplopie a totalement disparu; les deux yeux sont dans la position normale. La malade est considérée comme guérie.

Il n'y a pas eu d'accidents sériques à la suite des nouvelles injections de sérum.

Le 16 juin 1913, la malade revient à la consultation pour une paralysie du droit interne de l'œil droit avec déviation d'environ 8°.

On lui fait une injection de sérum le 18 juin (10 centimètres cubes).

23 juin. — Pas de changement. Nouvelle injection de 10 centimètres cubes.

27 juin. — Même état. On injecte 10 centimètres cubes de sérum de Roux.

4 juillet. — La déviation n'est plus que de 5°. Injection de 10 centimètres cubes de sérum.

9 juillet. — Dans la position extrême du regard vers la gauche, encore très légère diplopie. A la suite de la dernière injection, la malade aurait eu trois légères faiblesses dans la journée. Vu ces accidents, on ne fait pas de nouvelle injection.

La malade elle-même déclare être en voie de guérison.

16 juillet. — Guérison à peu près complète; la diplopie a encore diminué, quoique persistant très légèrement dans la position extrême du regard vers la gauche.

En résumé, dans la première partie de notre observation, paralysie du droit externe de l'œil droit survenue une dizaine de jours après une angine diphtérique et guérie par cinq injections de sérum antidiphtérique.

Dans la deuxième partie, paralysie du droit interne de l'œil droit survenue près de onze mois après l'angine, guérie par quatre injections de sérum de Roux.

Il faut bien admettre que cette deuxième paralysie est aussi d'origine diphtérique, puisqu'il n'y a pas eu de nouvel incident pathologique chez la malade.

CONCLUSIONS

1º Les paralysies diphtériques sont une complication assez fréquente de la diphtérie; les unes sont bénignes, les autres graves, les unes localisées, les autres généralisées;

2º Les paralysies diphtériques tardives portant seulement sur les muscles extrinsèques de l'œil sont très rares;

3º Elles ont un pronostic assez favorable, car elles sont souvent relativement fugaces, mais elles amènent une gêne fonctionnelle considérable par la diplopie, la fausse direction des objets, les vertiges et, dans certains cas rares, l'ophtalmoplégie totale qu'elles occasionnent;

4º La guérison de ces paralysies est très nettement obtenue par le sérum antidiphtérique, d'autant mieux qu'il a été employé plus tôt, avant qu'il y ait déjà des lésions anatomiques irréparables.

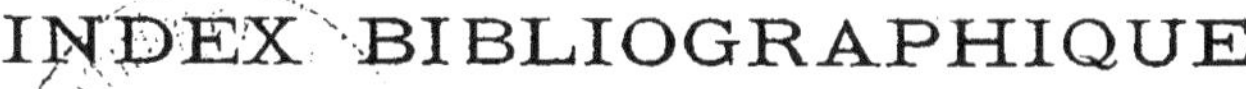

INDEX BIBLIOGRAPHIQUE

AUBERTIN et BABONNEIX. — *Gazette des Hôpitaux*, 1902.

AUBINEAU. — *La Sérothérapie dans la paralysie diphtérique de l'accommodation* (*Annales d'Oculistique*, 1906, t. CXXXVI, p. 197).

BABONNEIX. — *Nouvelles recherches sur les paralysies diphtériques.* Thèse de Paris, 1904.

BAGINSKI. — *Sérothérapie de la diphtérie* (*Arch. für Kinderh.*, Bd 24, 1897).

— *Diphterie und Diphterie. Croup.* Vienne, 1898.

BALLAN. — *Contribution à l'étude du traitement des paralysies diphtériques.* Thèse de Bordeaux, 1901.

BATTEN. — *The Pathology of diphterial paralysis* (*Brit. Med. Journal*, p. 1540, 1898).

BOLTON. — *Notes on two cases of optic neuritis in diphterie* (*Lancet*, 13 déc. 1902).

BOURGES. — *La Diphtérie*, 1892.

BRISTOWE. — *Brit. Med. Journal*, 1888, n° 4.

BRUHAT. — *Du Caractère bénin des accidents consécutifs à l'emploi du sérum antidiphtérique.* Thèse de Bordeaux, 1902.

CHARCOT et VULPIAN. — Compte rendu à la Société de Biologie.

COLDEFY. — *Accidents du sérum antidiphtérique.* Thèse de Paris, 1903.

COLLET. — *Pathologie interne.* 1er volume, 1910.

COMBY. — *Paralysies diphtériques guéries par le sérum* (*Archives de Médecine des enfants*, 1904).

COPPEZ. — *Paralysies multiples et transitoires des muscles oculaires* (*Polyclinique*, 15 mai. *Rev. gén. d'Ophtalm.*, p. 77, 1906).

DAGUE. — *Contribution à l'étude des paralysies diphtériques dans leurs rapports avec la sérothérapie.* Thèse de Bordeaux, 1900.

DÉJERINE. — *Recherches sur les lésions du système nerveux dans la paralysie diphtérique* (*Archives de Physiologie*, 1878).

DENIG. — *Münch. Med. Wochensch.*, 1895, 820.

DUBOIS DE LAVIGERIE. — *Bulletin de la Clinique des Quinze-Vingts*, 1883, n° 3, p. 121.

FERRÉ. — *La Toxine diphtérique aviaire* (*Journal de Médecine de Bordeaux*, 3 avril, 1898).

FERRÉ et MONGOUR. — *Traitement des paralysies diphtériques d'ordre toxique par les injections de sérum* (*Ann. de Médecine et de Chirurgie pratiques.* Bordeaux, 1898).

Février. — *Paralysies incomplètes de l'accommodation, des deux droits externes et de l'orbiculaire des paupières à droite, d'origine diphtérique* (*Clinique ophtalm.*, p. 265, 1907).

Francotte. — *La Diphtérie*, Bruxelles, 1885.

Friedenwald. — *Med. News*, LXIII, 17, p. 461, oct. 1893.

Galezowski. — *Traité des Maladies des yeux.* 1888.

Ginestous. — *Sur un cas de paralysie postdiphtérique de l'accommodation et de la convergence* (*Gazette hebdomadaire des Sciences médicales de Bordeaux.* 1902).

Goodall. — *Brain*, 18, 1896, p. 282.

Haushalter. — Congrès de Nancy. 1896.

Heintz. — *Centralbl. für praktisch. Augenheilk.* 1895, 33.

Henoch. — *Deutsche Med. Wochensch.*, 1889, n° 44.

Heubner. — Réunion des médecins allemands à Lübeck. 1895.

Hochhaus, *Virch. Archiv.*, CXXIV., Heft 2, Fall I.

Katz. — *Beiträge zur Lehre der dipht. Laehm.* (*Arch. für Kinderh.*, Bd 24).

Krauss. — *Neurol. Centralbl.*, p. 490, 1888.

Lagrange. — *Précis d'Ophtalmologie.* 1907.

Manigault. — Thèse de Paris, 1854, et Société Médicale des Hôpitaux, 1860.

Matchivariani. — *Sérum et fréquence des paralysies diphtériques.* Thèse de Lausanne, 1899.

Moll. — *Centralblatt für prakt. Augenheilkunde*, p. 2, 1896.

Monti. — *Sérothérapie à Vienne* (*Journal de Clin. et de Thérap. infantile*, 1895).

Mourniac. — *Du traitement des paralysies diphtériques tardives par les injections de sérum antidiphtérique.* Thèse de Paris, 1905.

Petit. — *Le Sérum antidiphtérique.* Thèse de Paris, 1896.

— *Note sur 48 cas de paralysie diphtérique* (*Revue mensuelle de l'Enfance*, 1907).

Plicque. — *Paralysie diphtérique et traitement* (*Presse Médicale*, 1898).

Raymond. — *Annales de Médecine et de Chirurgie infantiles*, p. 464, 1904.

Remack. — *Cent cas de paralysies oculaires postdiphtériques* (*Centralbl. für Augenheilkunde*, p. 161, 1886).

Richon. — *Étude sur la paralysie diphtérique.* Thèse de Nancy, 1899.

Roger et Damaschino. — In *Traité de Médecine* de Charcot et Bouchard.

Roux et Yersin. — *Contribution à l'étude de la diphtérie* (*Annales de l'Institut Pasteur*, 1888, 1889, 1890).

Saint-Clair. — *Contribution à l'étude des paralysies diphtériques.* Thèse de Lyon, 1897.

SANNÉ. — *De la Diphtérie*, 1877.
SCHMIDT RIMPLER. — *Centralbl. für prakt. Augenheilkunde*, 1894.
SCHWENCK. — *Paralysies oculaires postdiphtériques* (*Med. News*, 13 février 1903).
SÉE. — *Société Médicale des Hôpitaux* (octobre, décembre 1860 et janvier 1861) in *Gazette Hebdomadaire*, 1860 et 1861.
SEVESTRE. — *Statistique de la diphtérie à l'Hôpital des Enfants malades pendant l'année 1897*. In *Société Médicale des Hôpitaux*, 29 avril 1898.
SEVESTRE et MARTIN. — *Traité de Médecine des enfants* (article *Diphtérie*).
SPILLMANN et PERRIN. — *Études sur la paralysie générale et le tabes*, 1910.
TESTUT. — *Anatomie descriptive*, tomes II et III, 1905.
TERRIEN. — *Précis d'Ophtalmologie*, 1908.
— *Paralysie des deux droits externes d'origine diphtérique ; traitement par la sérothérapie ; guérison* (*Archives d'Ophtalmologie*, février 1912).
VERGELY. — *Journal de Médecine de Bordeaux*, 1903.
VULPIAN. — *Leçon sur les maladies du système nerveux*, 1876.
WOODHEAD. — *Paralysie postdiphtérique* (*Brit. Medical Journal*, 3 septembre 1898, p. 593).

TABLE DES MATIÈRES

NANCY-PARIS, IMPRIMERIE BERGER-LEVRAULT

www.ingramcontent.com/pod-product-compliance
Ingram Content Group UK Ltd.
Pitfield, Milton Keynes, MK11 3LW, UK
UKHW020310220726
13923UKWH00003B/1068

9 782019 274955